Lorena Fontao Fernández
José Luis Fdez. Luna

# Osteoporosis transitoria de cadera en la gestación: riesgo de fractura

Lorena Fontao Fernández
José Luis Fdez. Luna

# Osteoporosis transitoria de cadera en la gestación: riesgo de fractura

## Enfoque diagnóstico-terapéutico

PUBLICIA

**Imprint**
Any brand names and product names mentioned in this book are subject to trademark, brand or patent protection and are trademarks or registered trademarks of their respective holders. The use of brand names, product names, common names, trade names, product descriptions etc. even without a particular marking in this work is in no way to be construed to mean that such names may be regarded as unrestricted in respect of trademark and brand protection legislation and could thus be used by anyone.

Cover image: www.ingimage.com

Publisher:
PUBLICIA
is a trademark of
International Book Market Service Ltd., member of OmniScriptum Publishing Group
17 Meldrum Street, Beau Bassin 71504, Mauritius

Printed at: see last page
**ISBN: 978-620-2-43082-1**

# Osteoporosis transitoria de cadera en la gestación: riesgo de fractura

Lorena Fontao Fernández

José Luis Fernández Luna

A mis abuelos, que me han enseñado a luchar para conseguir mis metas y a ser humilde.

A mis padres, a los que debo lo que soy y que siempre están a mi lado, y a mi hermano del que aprendo cosas cada día.

A ti José Luis, por compartir tu vida conmigo y hacerme feliz cada día. Y a nuestras hijas, Alba y Luna, porque sois la luz que guía nuestras vidas.

# PRÓLOGO

Este libro tiene como objetivo identificar los cuidados de la osteoporosis transitoria de cadera en la mujer gestante, una enfermedad rara, idiopática, poco frecuente y cuya causa resulta desconocida, afectando principalmente a varones de mediana edad y mujeres durante el tercer trimestre de embarazo.

**ABREVIATURAS.**

AMC: alergias médicas conocidas.

C.P: complicación potencial.

DxE: diagnósticos de enfermería.

ER: enfermedades raras.

FC: frecuencia cardíaca.

FR: frecuencia respiratoria.

IMC: índice de masa corporal.

OTC: osteoporosis transitoria de cadera.

PC: problema de colaboración.

REpIER: red epidemiológica de investigación sobre enfermedades raras.

$SatO_2$: saturación de oxígeno.

SEMO: síndrome de edema de médula ósea.

SG: semana de gestación.

Tª: temperatura.

TAD: tensión arterial diastólica.

TAM: tensión arterial media.

TAS: tensión arterial sistólica.

TOH: transient osteoporosis of the hip

# ÍNDICE

## FIGURAS



## TABLAS

**RESUMEN**

Introducción y Objetivos: La osteoporosis transitoria de cadera (OTC) está definida como una enfermedad rara cuya causa resulta desconocida y afecta principalmente a mujeres durante el tercer trimestre del embarazo. Las manifestaciones clínicas son difusas y esto complica el diagnóstico de la enfermedad. Este estudio tiene como objetivo identificar los cuidados de la osteoporosis transitoria en la mujer gestante.

Metodología: Para llevar a cabo este estudio cualitativo se realizó una revisión bibliográfica. Es de tipo estudio de caso, realizado a una mujer embarazada de 29 años de edad y 36 semanas de gestación atendida por el servicio de urgencias de atención primaria. El periodo fue del 21 de septiembre del 2016 hasta el 21 de febrero del 2017.

Resultados: El proceso enfermero mediante la taxonomía NANDA-NIC-NOC nos permitió identificar como diagnóstico principal el *deterioro de la movilidad física* r/c pérdida de integridad de las estructuras óseas y m/p limitación de la amplitud de movimientos (00085) y como complicación potencial el desplazamiento de la articulación de la cadera, permitiéndonos tomar medidas para minimizar las complicaciones.

Discusión y limitaciones: La principal contribución del trabajo está relacionada con la importancia de realizar un adecuado diagnóstico de la enfermedad, así como destacar la prevención y evitar su complicación más importante: la fractura. La limitación principal a destacar fue el reducido tiempo de estudio del sujeto.

Conclusiones: El eje principal de la actuación enfermera en la OTC se basa en la adecuada prevención con el fin de evitar el desarrollo de la enfermedad. No obstante, si la enfermedad se produce debemos concienciar a la mujer de que el reposo en cama y la limitación de la carga son las medidas más importantes para una favorable evolución.

**Descriptores:** enfermedades raras, osteoporosis transitoria, cadera, embarazo, enfermería.


## ABSTRACT

Introduction and goals: Transient Osteoporosis of the Hip (TOH) is defined as a rare disease. What causes it is unknown and it mainly affects women during the third term of pregnancy. The clinical manifestations are diffuse and this makes the diagnosis of the disease complicated. This study aims to identify the transient osteoporosis care in pregnant women.

Methodology: In order to accomplish this qualitative study, a literature review has been carried out. This is a case study which was conducted to a 29-year-old woman in her 36$^{th}$ week of pregnancy, attended to by the Primary Care Emergency Service. The study period covers from 21$^{st}$ September 2016 to 21$^{st}$ February 2017.

Results: The nursing process using the taxonomy "NANDA-NIC-NOC" allowed us to identify -as the main diagnosis- the *deterioration of the physical mobility* related to the loss of integrity of the bone structures and showing limitation of the range of movements (00085) and -as a potential complication- the displacement of the hip joint, allowing us to take measures in order to minimize complications.

Discussion and limitations: The main contribution of this study lies in the importance of making a proper diagnosis of the disease, as well as highlighting the prevention and avoiding its most important complication: the fracture. The main limitation to be highlighted was the reduced time of study of the subject-patient.

Conclusions: The main axis of the nursing in the Transient Osteoporosis of the Hip is based on the adequate prevention of the development of this disease. However, if the disease occurs, we must raise women's awareness of the fact that bed rest and limitation of the load are the most important measures for a favourable evolution.



Keywords: rare diseases, transient osteoporosis, hip, pregnancy, nursing

## Capítulo 1. INTRODUCCIÓN

LORENA FONTAO FERNÁNDEZ, JOSÉ LUIS FERNÁNDEZ LUNA

El término de Enfermedades Raras (ER) fue definido por primera vez a mediados de los años 80 en los Estados Unidos de América (EEUU) y muy relacionado con el concepto de medicamentos huérfanos. Ambos dirigidos a dar solución a los problemas que tienen las enfermedades de baja prevalencia (de la Paz, 2008).

Hoy en día no existe todavía un acuerdo acerca de lo que es una enfermedad rara. La definición mas utilizada actualmente habla de enfermedades potencialmente mortales o debilitantes a largo plazo, de baja prevalencia y alto nivel de complejidad, muchas de carácter genético (Hotez et al, 2007).

La Unión Europea sitúa el umbral epidemiológico de 5/10.000. Por lo tanto, en España, se considera enfermedad rara a aquella que afecta a menos de 5 personas de cada 10.000 (Comisión Europea, 2004).

La osteoporosis transitoria de cadera en el embarazo es una entidad rara que afecta a 4 de cada millón de gestantes, presentándose generalmente en el tercer trimestre de embarazo (Carrión et al, 2004).

Kurtiss y Kincaid, en 1959, describieron por primera vez esta afectación (Guerra y Steinberg, 1994). Cursa fundamentalmente con pérdida temporal de hueso en el fémur proximal y dolor severo de cadera con un inicio repentino, sin relación con enfermedades preexistentes y que tiene un curso benigno y autolimitado (Bruscas y de la Parra, 2014).

Este síndrome destaca por la discrepancia entre la marcada incapacidad funcional y los escasos hallazgos clínicos que llevan al dificultoso diagnóstico de la enfermedad.

El tratamiento principal de este síndrome se basa en utilizar medidas sintomáticas, reservando el tratamiento médico quirúrgico para los casos más graves, ya que no se ha demostrado que altere el transcurso de la enfermedad (Ochoa, 2011).

Ligado a esto surgió el término de medicamentos huérfanos como aquellos productos medicinales destinados al diagnóstico, prevención o tratamiento de enfermedades que ponen en riesgo la vida o considerada muy grave o que son raras. Estos medicamentos se denominan "huérfanos" porque, bajo condiciones normales de mercado, la industria farmacéutica tiene poco interés en desarrollar y comercializar productos destinados a un pequeño número de pacientes (Prieto y Clols, 2016).

El rol de la enfermera se basa en participar en la promoción, prevención, curación y rehabilitación de las pacientes, ayudando a las personas a alcanzar el máximo nivel de autocuidado aumentando la responsabilidad de su propia salud y ayudándoles a superar las limitaciones en el ejercicio de su autocuidado, siendo fundamental para cubrir y resolver problemas y para prevenir o ayudar en la resolución de las enfermedades (Sarli et al, 2005).

## Capítulo 2. OBJETIVOS

LORENA FONTAO FERNÁNDEZ, JOSÉ LUIS FERNÁNDEZ LUNA

### 2.1. Objetivo General.

Identificar los cuidados de la osteoporosis transitoria en la mujer gestante.

### 2.2. Objetivos Específicos.

2.2.1 Describir las principales características de las enfermedades raras.

2.2.2 Conocer la osteoporosis transitoria en la mujer gestante.

2.2.3 Describir el método establecido para el diagnóstico de la osteoporosis transitoria.

2.2.4 Identificar el tratamiento farmacológico y las medidas higiénico-dietéticas a seguir en el curso de la enfermedad.

2.2.5 Elaborar un plan de cuidados estandarizado según la taxonomía normalizada (NANDA, NIC, NOC) a una paciente gestante con osteoporosis transitoria.

## Capítulo 3. MARCO TEÓRICO

LORENA FONTAO FERNÁNDEZ, JOSÉ LUIS FERNÁNDEZ LUNA

### 3.1 Las enfermedades raras.

3.1.1. Concepto

El concepto de Enfermedades Raras (ER) se acuña por primera vez a mediados de los años 80 en los Estados Unidos de Norte América (EEUU) y siempre estrechamente relacionado con el concepto de medicamentos huérfanos. Ambos términos se desarrollan en paralelo y ambos se dirigen a dar solución a los problemas que tienen las enfermedades de baja prevalencia (de la Paz, 2008).

Las Enfermedades Raras se definen como enfermedades potencialmente mortales o debilitantes a largo plazo, de baja prevalencia y alto nivel de complejidad (Hotez et al, 2007). Muchas de ellas son de carácter genético. No obstante, todavía hoy no existe un acuerdo unánime acerca de lo que es una enfermedad rara.

Mientras que en Estados Unidos, ésta se define cuando afecta a menos de 200.000 personas en todo el país, lo que supone un caso por cada 1.200 personas aproximadamente. La Unión Europea sitúa el umbral epidemiológico de 5/10.000. Por lo tanto, en España, se considera enfermedad rara a aquella que afecta a menos de 5 personas de cada 10.000 (Comisión Europea, 2004).

En la mayoría de las enfermedades raras se desconocen datos precisos sobre su frecuencia real, debido a la práctica inexistencia de sistemas de notificación de casos, tanto a niveles nacionales como internacionales. Menos de 800 enfermedades, disponen de un mínimo de conocimiento científico. En conjunto cerca de 7.000 enfermedades han sido identificadas. Cinco nuevas patologías son descritas cada semana en el mundo, de las cuales el 80% son de origen genético. El 20% restante se deben a causas infecciosas (bacterianas o virales), alérgicas, degenerativas o proliferativas (Díez y Huete, 2009).

Esta denominación, no es si no variable, ya que en cuanto se desarrollan avances científicos exitosos en el tratamiento de la misma, puede ocurrir que una enfermedad relativamente común pase a considerarse como enfermedad rara, por el hecho de la disminución de su prevalencia. En este sentido, la práctica erradicación de algunas enfermedades en los países más desarrollados, puede hacer que éstas pasen a considerarse como raras, mientras que en países en vías de desarrollo por no disponer de las condiciones de salubridad ni de los tratamientos específicos, sigan considerándose como enfermedades comunes, como ocurre en el caso de la lepra (Fernández et al, 2007).

Cabe destacar que el diagnóstico prenatal de malformaciones fetales graves, puede llevar a la interrupción del embarazo frente a los posibles peligros y dificultades que implicaría éste y, por tanto, reducirse la incidencia al nacer de determinadas enfermedades congénitas. Conduciendo así a un descenso progresivo de la prevalencia de estas enfermedades (Arribas, 2006).

*Figura 1. Cuadro de variables que influyen en los cambios en la prevalencia.*

| Fenómeno posible | Consecuencias en la prevalencia |
|---|---|
| Mejoras notables en los tratamientos de enfermedades hasta ahora comunes. | Disminución de la prevalencia |
| Diagnóstico prenatal de malformaciones fetales graves. | |
| Mayor conocimiento y consenso médico sobre una enfermedad → Aumento del diagnóstico de dicha enfermedad. | Aumento de la prevalencia |
| Mejoras notables en los tratamientos → Aumento de la esperanza de vida. | |

*Fuente: Resultados del estudio sobre situación de necesidades sociosanitarias de las personas con enfermedades raras en España (Estudio ENSERio, 2009)*

En resumen, debemos reconocer en primer lugar que el concepto de enfermedad rara no es uniforme, sino que varía en función de los contextos espaciotemporales (García et al, 2006).

Las enfermedades raras pueden afectar a cualquier persona y pueden manifestarse a cualquier edad; presentan una amplia diversidad de alteraciones y síntomas que varían no sólo de una enfermedad a otra, sino también de un paciente a otro que sufre la misma enfermedad en diversidad de grado de afección y de evolución (Zurriaga et al, 2006).

### 3.1.2. Características.

Suelen ser de difícil diagnóstico, no sólo porque pueden requerir técnicas complementarias sofisticadas, sino porque muchas de ellas tienen un comienzo insidioso y manifestaciones clínicas demasiado inespecíficas unas veces y plurisindrómicas y muy solapadas, otras, hecho que complica y retrasa la orientación diagnóstica (Fernández et al, 2006).

En la Ponencia de estudio del Senado, encargada de analizar la especial situación de los pacientes con enfermedades raras, de Febrero de 2007, se exponen las características de estas enfermedades:

*Figura 2. Cuadro de características de enfermedades raras.*

- Son enfermedades mal conocidas.
- En general, son enfermedades hereditarias y habitualmente van a iniciarse en edad pediátrica.
- Tienen carácter crónico, muchas veces progresivo, y con frecuencia se acompañan de deficiencias psicomotoras.
- Requieren estudios genéticos muy especializados.
- Necesitan seguimiento multidisciplinar y coordinación entre centros y servicios.
- Tienen escasa rentabilidad para el Sistema Nacional de Salud.
- Escasa disponibilidad de medicamentos, de baja rentabilidad para la industria.
- Especiales necesidades de cuidado, rehabilitación y apoyo familiar.
- Reconoce una serie de **dificultades** con las enfermedades raras que se pueden resumir en:
- Desconocimiento y desinformación de los profesionales.
- Complejidad etiológica, diagnóstica y evolutiva.
- Ausencia de terapias.
- Alta morbi-mortalidad.
- Altos niveles de discapacidad-dependencia.
- Fuerte carga económica y familiar.
- Co-morbilidad de los familiares.
- Problemas educativos y laborales.

*Fuente: Resultados del estudio sobre situación de necesidades sociosanitarias de las personas con enfermedades raras en España (Estudio ENSERio, 2009)*

### 3.1.3. Epidemiología.

La mayoría de ellas han sido poco estudiadas y su escaso conocimiento hace que el diagnóstico se retrase en muchas ocasiones, o incluso, que algunas nunca sean diagnosticadas, dificultando además de la adopción de medidas preventivas o terapéuticas, el uso de las herramientas usadas habitualmente en información sanitaria. Una de estas herramientas son los registros de enfermedades (Posada et al, 2008).

En el ámbito de las ER, hay registros de enfermedades concretas, pero pocos registros genéricos, debido a los problemas para lograr la exhaustividad necesaria en un marco poblacional. En este sentido, hay dificultades para localizar e identificar los casos en las correspondientes fuentes de información, que básicamente se deben a los problemas que plantea el diagnóstico de ER y a la dispersión de los pacientes en múltiples centros públicos y privados (Hernández et al, 2000).

En el año 2003, dentro de la convocatoria del Ministerio de Sanidad y Consumo de Redes Temáticas de Investigación Cooperativa, se creó la Red Epidemiológica de Investigación sobre Enfermedades Raras (REpIER).

El REpIER desarrolló el primer atlas de distribución geográfica de las enfermedades raras en España, evaluó la existencia de registros de enfermedades raras existentes, facilitó el ulterior desarrollo de planes autonómicos y acciones sociosanitarias Para ello se emplearon los datos del Conjunto Mínimo Básico de Datos (CMBD) hospitalario proporcionado por las Consejerías o Departamentos de Sanidad de las Comunidades Autónomas en algunos casos, y el Ministerio de Sanidad y Consumo, en otros (Zurriaga y Botella, 2008)

*Figura 3. Mapa de distribución geográfica de las enfermedades raras.*

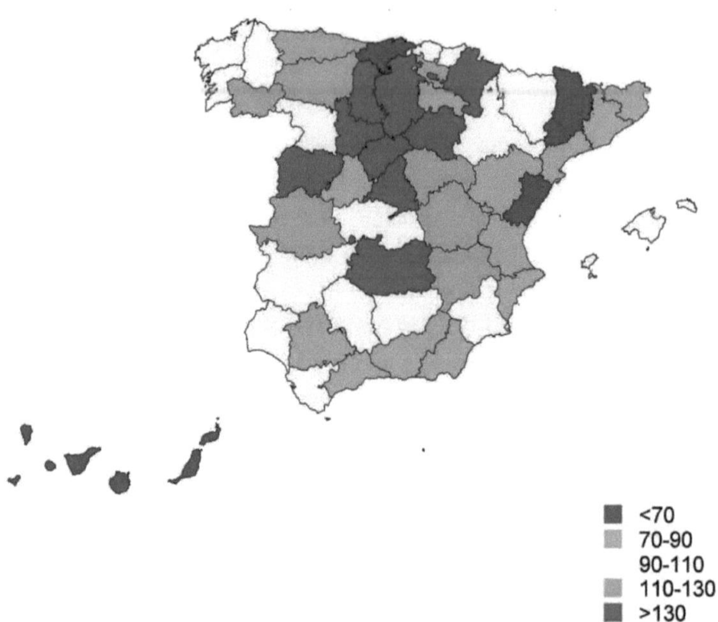


*Fuente: Resultados del estudio sobre situación de necesidades sociosanitarias de las personas con enfermedades raras en España (Estudio ENSERio, 2009).*

Se estima que el número de personas con enfermedades raras en España existen más de 3 millones de personas con enfermedades poco frecuentes (FEDER)

Esta investigación sitúa a las enfermedades osteoarticulares de causa desconocida en un ranking cuya cifra de prevalencia es del 22,46% del total de enfermedades raras (Bolland, 2008).

La osteoporosis transitoria de cadera en el embarazo es una entidad rara que afecta a 4 de cada millón de gestantes, presentándose generalmente en el tercer trimestre de embarazo (Carrión et al, 2004). Por lo que, a continuación, nos vamos a centrar en describir el transcurso y las características específicas que definen esta enfermedad.

## 3.2. Osteoporosis transitoria de la mujer gestante.

### 3.2.1. Etiopatogenia.

La osteoporosis transitoria de cadera (OTC), englobada dentro del Síndrome de Edema de Médula Ósea (SEMO), está definida como una enfermedad rara, idiopática, poco frecuente y cuya causa resulta desconocida, afectando típicamente a varones de mediana edad y mujeres durante el embarazo (Carrión et al, 2004).

Son pocos los estudios y los casos en los que localizan la osteoporosis transitoria en otras articulaciones del cuerpo, por lo que nos centraremos en conocer en profundidad la afectación de la cadera (80% de los casos) (Rozenbaum et al, 2011).

Cursa fundamentalmente con pérdida temporal de hueso en el fémur proximal y dolor severo de cadera con un inicio repentino, sin relación con enfermedades preexistentes y que tiene un curso benigno y autolimitado. Aparece con mayor frecuencia una afectación unilateral de la cadera, aunque han sido varios los casos descritos en los que existe una aparición bilateral de la enfermedad (20%) (Bruscas y de la Parra, 2014).

Kurtiss y Kincaid, en 1959, describieron por primera vez la "desmineralización transitoria de la cadera en el tercer trimestre de embarazo" ya que detectaron la presencia de osteopenia radiológica en la cadera de tres mujeres en su último trimestre de gestación. Esta fue aparentemente la primera descripción bien documentada de lo que más tarde pasó a denominarse "osteoporosis transitoria de cadera" gracias a Lequesne en 1968. (Guerra y Steinberg, 1994).

Durante los últimos años, ha habido un creciente interés por varios aspectos de la osteoporosis en el embarazo y la lactancia. La etiología y patogénesis es desconocida, han sido numerosas las teorías propuestas que han intentado explicar la causa de este síndrome. Entre los factores etiológicos que nos sugieren los autores encontramos: la compresión mecánica intermitente que sufre el nervio obturador durante el embarazo ocasionada por la cabeza del niño, la compresión de nervios pélvicos por el agrandamiento del útero, alteraciones en el equilibrio hormonal de la embarazada, infecciones virales y traumatismos. Por otra parte, los autores Mirza e Ishaq (2012) en su artículo acerca de la osteoporosis especulan que podría existir una predisposición genética para sufrir la enfermedad, tomando como riesgos adicionales la obesidad, el alcohol, los esteroides y las hemoglobinopatías. Si bien estas teorías tratan de dar explicación a las manifestaciones de este cuadro, ninguna de ellas ha sido aceptada ampliamente.

El embarazo, junto con la lactancia, suponen dos situaciones fisiológicas en las cuales los requerimientos de calcio se ven incrementados, por lo que esta podría constituir otra explicación lógica de por qué aparece la enfermedad. Los mecanismos adaptativos pueden tener un efecto negativo sobre la masa ósea favoreciendo la osteoporosis materna, debido a la desmineralización causada por el alto recambio óseo (Glerean y Plantalech, 2000).

Los fenómenos fisiopatológicos que llevan a la gestante a sufrir osteoporosis transitoria podrían ser los siguientes (Bonilla, 2002):

- Calcio: durante el embarazo, las demandas del crecimiento fetal hacen que la madre sufra alteraciones minerales ya que debe adaptarse para proveer las cantidades adecuadas de calcio, esto le llevaría a disminuir su masa ósea. El descenso de calcio total que se produce, alcanza su pico máximo en el tercer trimestre de gestación para luego sufrir un ligero incremento. Además, el embarazo se caracteriza por ser un estado en el que la absorción intestinal de calcio se duplica y la excreción urinaria de calcio también se incrementa.

- Fósforo: se sabe que los niveles séricos de fósforo pueden estar levemente disminuidos durante el transcurso del embarazo.

- Vitamina D o calcitriol: esta vitamina es transferida de la circulación materna al feto ya que este es incapaz de producirla. Cierto es que los niveles podrían mantenerse dentro de la normalidad si la mujer mantuviera una exposición solar y dieta adecuadas.

- Calcitonina: existe evidencia sobre el posible aumento de la secreción de esta hormona hipocalcemiante durante el embarazo con el fin de proteger el esqueleto materno de las alteraciones metabólicas que se producen respecto al calcio.

Estos cambios en el metabolismo mineral podrían tener un significativo impacto negativo en el mantenimiento de la masa ósea y, por ende, favorecer la osteoporosis materna.

3.2.2. Manifestaciones clínicas.

A pesar de que la mayoría de las consultas por molestias musculo-esqueléticas durante la gestación no requieren un diagnóstico específico, pues se deben a la alteración del centro de gravedad por la posición y peso del útero, a la laxitud de las articulaciones como consecuencias de los cambios hormonales, o a posibles compresiones neurales por la retención de fluidos, es importante estar atentos ante posibles cuadros de mayor importancia.

La osteoporosis transitoria de cadera resulta a menudo infradiagnosticada, generalmente porque su curso clínico, de comienzo agudo, con dolor intenso, de ritmo inflamatorio y a la vez características mecánicas, sin antecedentes traumáticos previos, resulta poco sugestivo para el clínico (Miguèns-Vázquez, 2007).

Esta enfermedad debe sospecharse ante cualquier mujer embarazada que presente los siguientes signos clínicos: dolor progresivo de varias semanas de evolución en la cadera afecta que aumenta antes situaciones de carga o esfuerzo o incluso en reposo, limitación en la abducción y rotación externa de la cadera, con impotencia funcional concomitante llegando hasta imposibilidad de la marcha sin apoyo externo (Berenguel et al, 2006).

En estas pacientes hay que descartar en una primera aproximación diagnostica cuadros dolorosos como osteoartritis, fibromialgia, artropatías reumáticas, patologías tumorales, etc.

El cuadro tiene preferencia por la cadera izquierda, supuestamente y según la bibliografía, por la presentación cefálica del feto, que pudiera favorecer microtraumatismos repetidos en dicha zona. La afectación bilateral resulta un hecho excepcional (Barrera et al, 2002).

Los síntomas alcanzan una meseta cuya máxima intensidad se sitúa al final del tercer trimestre del embarazo, revirtiendo gradualmente sin dejar secuelas en el primer año después de su aparición. Los huesos con osteoporosis transitoria pueden tener fracturas por fatiga que, aunque es raro, es la complicación más grave (Valencia et al, 2013). Este síndrome destaca por la discrepancia entre la marcada incapacidad funcional y los escasos hallazgos clínicos que llevan al dificultoso diagnóstico de la enfermedad.

### 3.2.3. Epidemiología.

La osteoporosis es una enfermedad de gran prevalencia en los países desarrollados y se ha convertido en un problema de salud pública muy preocupante. La determinación de la población de riesgo es un interés constante de la medicina preventiva (Vilaseca et al, 2011).

Se trata de una enfermedad que en España se calcula que hay 2 millones de mujeres afectas y unos 750.000 varones. La prevalencia de osteoporosis está en relación con la edad, en nuestro medio las cifras son del 17,2% en las mujeres entre los 50 y 59 años, 35,2% entre los 60 y 70 años y más del 50% a partir de los 70 años. Esta prevalencia es progresiva debido al aumento de la población de edad avanzada que sufre nuestro país (Iacoponi et al, 2011).

El sexo femenino es más susceptible de padecer la enfermedad, fundamentalmente por alcanzar una menor masa ósea y por una pérdida más acelerada en la menopausia. Se ha estimado que anualmente se producen unas 33.000 fracturas de fémur en nuestro país y son las mujeres las que padecen el doble de fracturas que los hombres. Según datos de población americana se calcula que el riesgo de padecer alguna de las tres fracturas osteoporóticas principales, como fémur, vertebra y muñeca, en la mujer mayor de 50 años, a lo largo de su vida, es aproximadamente del 40%; en el hombre es del 13% (Willis Owen et al, 2008).

La osteoporosis transitoria de cadera en el embarazo es una entidad rara que afecta a 4 de cada millón de gestantes, presentándose generalmente en el tercer trimestre de embarazo (Carrión et al, 2004).

Una investigación acerca de las enfermedades raras sitúa a las enfermedades osteoarticulares de etiología desconocida en un ranking cuya cifra de prevalencia es del 22,46% del total de ellas (Bolland, 2008).

Aún así resulta difícil evaluar la prevalencia de la enfermedad debido al infradiagnóstico de la misma y los escasos estudios epidemiológicos realizados, por tanto, los datos poblacionales acerca de los casos existentes resultan muy pobres.

### 3.2.4. Afectación a la vida diaria de la mujer gestante y posibles secuelas.

La osteoporosis transitoria de cadera se trata de una afectación en la que su clínica principal destaca por el marcado dolor en la cadera afecta. Dicho hecho resulta bastante incapacitante a la hora de desarrollar una vida diaria normal en la mujer embarazada. La marcha puede ser claudicante, antiálgica por lo que se vería obligada a guardar reposo o a usar muletas o algún tipo de apoyo para una movilidad adecuada (Ochoa, 2011).

La sintomatología suele durar entre tres y diez meses, con un promedio de siete meses tras el parto. Habitualmente tiene una evolución favorable hacia la recuperación sin secuelas en un plazo variable (Bruscas y de la Parra, 2014).

Al revertir la enfermedad, la densidad ósea se recupera y las exploraciones complementarias se normalizan en pocos meses. No obstante, se ha descrito algún caso en el que se ha producido un diagnóstico tardío y ha derivado hacia una osteonecrosis o fractura del cuello femoral no estando muy reflejados en la literatura existente.

### 3.3. Método diagnóstico.

En el embarazo y en ausencia de una elevada sospecha clínica, los síntomas son frecuentemente malinterpretados al inicio, pudiéndose atribuir a lumbalgia o dolor mecánico, lo que retrasa el diagnóstico y aumenta la morbilidad.

Los dolores de la osteoporosis en la gestación pueden ser confundidos con cuadros de lumbalgia mecánica debido a la sobrecarga sobre la musculatura lumbar típica de los últimos meses del embarazo. Una adecuada anamnesis y exploración física permitirá diferenciar un cuadro de otro (Korompilias et al, 2009).

Inicialmente la radiografía simple de ambas caderas (exploración de bajo riesgo en el tercer trimestre de embarazo) se muestra normal y posteriormente puede verse una progresiva desmineralización homogénea sin afectarse la interlinea articular, que aparece entre tres y ocho semanas tras el inicio de los síntomas (Karatanas, 2007).

Las pruebas de laboratorio no indican alteraciones, salvo las propias del embarazo. La electromiografía es generalmente normal. El líquido articular no presenta alteraciones y sus cultivos son negativos. La aspiración del líquido articular y las biopsias sinovial y ósea han sido descritas, sin aportar información para el diagnóstico, pudiendo mostrar una mínima inflamación crónica inespecífica (Varenna et al, 1996).

En la resonancia magnética se observa una hipointensidad en T1 (etapa inicial) e hiperintensidad en T2 (fase avanzada) que habitualmente se localiza en la cabeza femoral y puede extenderse hasta el cuello, respetando el acetábulo en todo momento. También puede mostrar edema en la zona afectada, descartando una osteonecrosis. De manera precoz, la gammagrafía con Tecnecio muestra una hipercaptación del isótopo en el fémur (Niimi et al, 2006).

La RM y la gammagrafía ósea son más sensibles y precoces pero poco específicas para el diagnóstico de OTC.

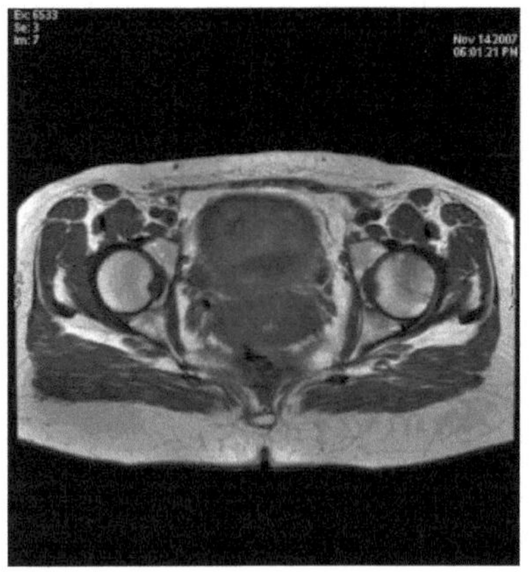

*Figura 4.* RM de cadera izquierda (T1). Hipointensidad en la cabeza femoral izquierda. La imagen muestra edema en la médula ósea con cortical conservada.

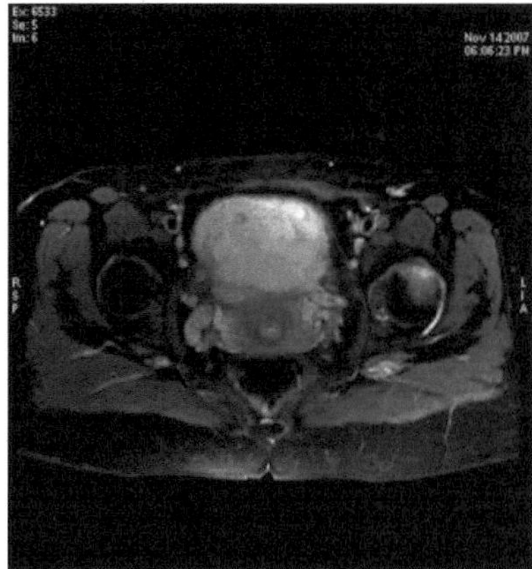

*Figura 5.* RM de cadera izquierda (T2). Hiperintensidad de cabeza femoral izquierda. La imagen muestra edema de la médula ósea con cortical conservada.

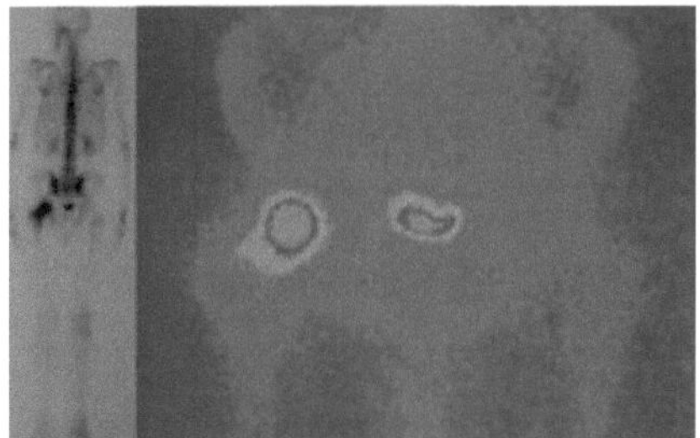

*Figura 6.* Gammagrafía ósea de cuerpo entero y detalle de la cadera afecta (derecha): hipercaptación en la cabeza del fémur derecho.

El diagnóstico se confirma con la resolución completa del cuadro sintomático y radiológico que suele darse a los 7 meses desde su inicio.

Una vez que la enfermedad haya curado se puede apreciar la regresión de las alteraciones observadas previamente, con la mejoría de la clínica y de los estudios por imágenes (Fernández-Cantón, 2009).

## 3.4. Tratamiento de la osteoporosis de la mujer gestante.

### 3.4.1. Tratamiento farmacológico.

Generalmente todos los autores están en concordancia acerca del tratamiento de la enfermedad. Este se basa en utilizar medidas sintomáticas como son la toma de antiinflamatorios no esteroideos, la descarga con muletas, el reposo en cama, la tracción y fisioterapia, además del tratamiento específico de las posibles complicaciones (Ochoa, 2011).

Entre todas ellas destacan el reposo y la limitación de la carga como medidas fundamentales que disminuyen el dolor y evitan que se produzcan fracturas patológicas.

Varios autores han reportado el uso de corticoides, calcitonina, bifosfonatos o iloprost que no han demostrado eficacia. En casos más complicados se ha utilizado bloqueos simpáticos. Sin embargo, no se ha demostrado que ninguno de estos tratamientos afecte en la evolución de la enfermedad (Daniel et al, 2009).

El tratamiento médico no altera el transcurso de la enfermedad. La cirugía descompresiva de la cabeza femoral en el síndrome de edema medular óseo y en la OTC mejora inmediatamente el dolor y la movilidad, acorta significativamente la duración de la enfermedad, permite un rápido retorno al trabajo, no tiene complicaciones perioperatorias y elimina el riesgo de progresión a una necrosis avascular, por esto debe considerarse si los síntomas son intensos, prolongados e incapacitantes (Ramberde, 2010).

Probablemente por su baja frecuencia, por el bajo índice de sospecha diagnostica y por su historia natural hacia la resolución espontanea, existen reflejados en la literatura menos casos de los que probablemente existan.

### 3.4.2. Medicamentos huérfanos.

Las enfermedades raras se caracterizan por afectar a un reducido número de enfermos y éstos se ven afectados por problemas de tipo sociosanitario, ya que el conocimiento acerca de ellas es escaso, en muchas ocasiones, y puede llevar a un tardío diagnóstico con la consiguiente inexistencia de medicación específica para su tratamiento. Uno de los problemas que plantean es que debido a su extremadamente baja incidencia, la industria farmacéutica y los investigadores no han tenido estímulos en la búsqueda de fármacos para su tratamiento, utilizándose vicariamente medicamentos que alivien los síntomas (Stolk et al, 2006).

La ausencia de tratamiento específico hace que el tratamiento sintomatológico o coadyuvante sea muy amplio y no esté siempre financiado por el Sistema Nacional de Salud, lo que supone una importante carga económica para el enfermo y sus familiares (Galvez et al, 2016).

Se acuñó el término de medicamentos huérfanos a aquellos en los que no resulta rentable invertir en investigación ya que solo cubre las necesidades de un reducido número de enfermos, siendo la mayoría pacientes de enfermedades raras.

La ley de medicamentos huérfanos de EE.UU. (Bohrer y Prince, 1999), los define como "aquellos medicamentos utilizados para el diagnóstico, el tratamiento o la prevención de enfermedades que afecten a menos de 200.000 habitantes. Se incluyen en esta definición a los productos biológicos, vacunas, preparados dietéticos y otros productos sanitarios. Si hay más de 200.000 personas afectadas y se demuestra que la producción y comercialización del medicamento necesario para el tratamiento no se autofinancia, el mismo también puede ser considerado como huérfano".

Son también considerados como huérfanos aquellos de eficacia terapéutica conocida pero que no se encuentran disponibles en el mercado por problemas de reputación o por razones terapéuticas relacionadas con problemas de seguridad.

El coste de los medicamentos huérfanos, por lo general, suele ser muy elevado, lo que supone un problema añadido para los presupuestos de los sistemas de salud (Gálvez et al, 2016).

Si tenemos en cuenta que para las autoridades sanitarias aprueben un medicamento, la industria farmacéutica debe presentar una ficha técnica o prospecto, aparecen en la literatura otros términos relacionados como son las "indicaciones huérfanas" y los "pacientes huérfanos de terapéutica". Respecto al primero, se refiere a un medicamento que podría ser utilizado en una enfermedad rara pero no ha sido aprobado para esa indicación sino para tratar otra patología más común. Por otro lado, en el caso de los "pacientes huérfanos de terapéutica" se trata de una situación que se presenta habitualmente en pediatría y geriatría, aunque no exclusivamente. De ahí que los médicos se vean en la necesidad de tratar a estos pacientes con medicamentos ensayados y aprobados para su utilización en adultos, adaptando las posologías o formas de administración, basándose en los escasos datos disponibles y en su experiencia clínica. Es decir que, en la práctica, muchas veces se observa el uso de medicamentos fuera de las especificaciones aprobadas (Prieto y Clols, 2016).

Para sorpresa, cabe destacar que el ibuprofeno también llega a ser considerado como medicamento huérfano, ya que es utilizado para tratar una enfermedad rara en el recién nacido llamada persistencia del conducto arterioso (Wastfelt et al, 2006).

En nuestro país, la falta de información y de normas sobre los medicamentos huérfanos y enfermedades raras llevan a tratar de manera errática o azarosa la búsqueda de soluciones adecuadas y oportunas para los pacientes (Fontana et al, 2005).

### 3.4.3. Medidas higiénico dietéticas.

Resulta fundamental prevenir a todas las mujeres, embarazadas o no, de la importancia de llevar a cabo unos hábitos de vida saludables para evitar alteraciones osteoarticulares en algunas etapas de la vida.

Diversos estudios han demostrado que la inmovilidad y el desuso aceleran la pérdida de masa ósea, ocasionando hipoxia celular que reduce e flujo sanguíneo en los canículos del hueso. Las personas que hacen ejercicio muestran mayor masa ósea que las sedentarias; sin embargo cuando el individuo cesa el ejercicio pierde lo ganado, incluido el aumento de la masa ósea. Por tanto, esta podría formar parte de una medida principal para la prevención de la osteoporosis (Isla et al, 2005).

Cualquier tipo de actividad física es buena, siempre que sea moderada, recomendándose como base caminar al menos una hora al día.

En cuanto a la dieta, para ayudar a la protección de los huesos debe ser equilibrada, evitando el abuso de café y un aporte adecuado en la ingesta de calcio. La cantidad concreta a incorporar varía según la edad, sexo y el riesgo de osteoporosis. La ingesta de calcio debe oscilar entre 1000 y 1200 mg al día para las mujeres jóvenes. Esta se puede realizar con alimentos naturales ricos en calcio, sobre todo la leche y sus derivados, o con suplementos en forma de medicamentos. En este último caso sería conveniente llevar a cabo un control médico sobre la cantidad y pautas de administración (Cruz et al, 2009).

De la misma manera se debe asegurar una adecuada exposición solar con protección ya que estimula la síntesis de vitamina D y de manera indirecta la resorción ósea y la absorción intestinal de calcio, que promueve la mineralización e inhibe la resorción ósea producida por la hormona paratiroidea (Schurman et al 2013).

## 3.5. Actuación de enfermería en el tratamiento de pacientes gestantes con esta patología.

En el contexto de la atención primaria el papel de la matrona resulta fundamental para identificar y realizar un diagnóstico precoz de la osteoporosis transitoria de la mujer gestante.

Las dificultades en la obtención del diagnóstico debido a la difusa clínica que presenta y el tiempo que transcurre en el proceso, van a ser clave en el tratamiento que reciba la paciente y en el desarrollo de la enfermedad. Sea por un retraso en el diagnóstico o no, los tratamientos no se reciben siempre en el momento que sería adecuada ni de una manera coordinada, lo que lleva a que muchas veces no sean cubiertos por el sistema nacional de salud y han de ser subvencionados por los propios afectados. Esto puede suponer importantes consecuencias que pueden afectar a la salud, causar un aumento del grado de discapacidad e impedir a la paciente un adecuado desarrollo de su vida cotidiana, pudiendo ocasionar complicaciones graves e irreversibles para su salud (López et al, 2012).

El estudio de Díaz y Huete habla de las enfermedades raras y realiza un análisis acerca de la percepción que tienen los pacientes acerca del tratamiento que están recibiendo.

Los resultados indican que sólo el 47,71% de la muestra afirma disponer del tratamiento que precisa, un 20,97% lo considera inadecuado y un 21,7% ni siquiera dispone de tratamiento. Si sumamos estas dos últimas cifras obtenemos que el 42,68% de la muestra no dispone de tratamiento, o en caso afirmativo no lo considera el adecuado (Díaz y Huete, 2009).

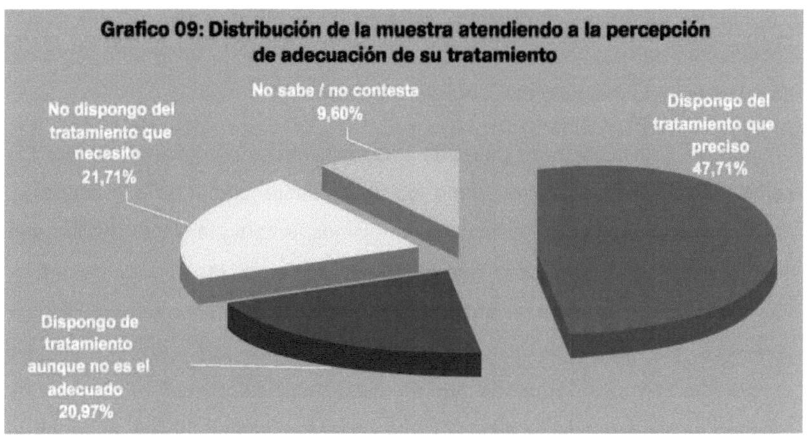

**Grafico 09: Distribución de la muestra atendiendo a la percepción de adecuación de su tratamiento**

El rol de la enfermera se basa en participar en la promoción, prevención, curación y rehabilitación de las pacientes, ayudando a las personas a alcanzar el máximo nivel de autocuidado aumentando la responsabilidad de su propia salud y ayudándoles a superar las limitaciones en el ejercicio de su autocuidado, siendo fundamental para cubrir y resolver problemas y para prevenir o ayudar en la resolución de las enfermedades (Sarli et al, 2005).

El objetivo fundamental del régimen terapéutico en la osteoporosis es la reducción de fracturas, por lo que el tratamiento será individualizado según las características de cada paciente (Díez, 2014).

El primer paso consistiría en realizar una adecuada educación para la salud con la meta de modificar el estilo de vida. Debemos alentar acerca del efecto nocivo que el hábito tabáquico y alcohólico supone para el desarrollo de esta enfermedad y el embarazo.

La literatura resulta escasa acerca del tratamiento de la osteoporosis transitoria en el embarazo, sin embargo, el reposo en cama y la limitación de la carga suponen ser las medidas fundamentales para una favorable evolución de la afectación. La labor de la enfermera juega un papel importante a la hora de concienciar a las mujeres afectadas en la adopción de dichas medidas (Contreras et al, 2001).

Sería también conveniente durante todo el proceso, el adecuado seguimiento del tratamiento farmacológico por parte de la enfermera, en caso de que estuviera indicado por parte del facultativo.

En la planificación de nuestros cuidados resulta primordial entender los sentimientos y expectativas, tanto de la paciente como de su familia, y ayudarles a facilitar la expresión de los mismos, amortiguando el choque que supone estar padeciendo esta enfermedad en una etapa tan importante para la mujer como es el embarazo. Estas pacientes necesitan sentir la tranquilidad y confianza que provoca un cuidado oportuno y diligente en el cual las enfermeras se muestran pendientes de ellas, satisfaciendo sus necesidades y tratándolas con suavidad y afecto. Tanto la mujer como su familia, esperan un encuentro con los profesionales que permita una relación empática, cálida y humana que les genere bienestar y donde sus creencias sean respetadas (Johnell y Kanis, 2006).

Hace años que la enfermería se interesa por adquirir conocimientos que le permitan comprender el proceso de adaptación de un paciente o grupo familiar a una incapacidad, enfermedad o problema de salud. El esfuerzo tuvo resultado en los años 70 con el desarrollo de la teoría enfermera de Callista Roy con el enfoque conceptual de la adaptación. La meta para la enfermería que plantea este modelo es promover la efectiva y positiva adaptación a los cambios impuestos a la persona. La teórica propone que los cuidados proporcionados por parte del personal de enfermería son fundamentales en la promoción de la adaptación de las personas que están sufriendo muchos cambios extremos o están comprometidos por la enfermedad (Body et al, 2010).

Una evolución favorable de las pacientes va a depender más de la participación y esfuerzo de un personal bien entrenado que del equipamiento tecnológico que nunca podrá suplir la esencia de la profesión: el cuidado humanizado.

Los enfermeros se encuentran a pie de cama, constantemente con los enfermos y se sienten responsables y encargados directos de su bienestar y adecuado desarrollo. Esto requiere trabajo en equipo y un mínimo de formación, por ello se pretende con este estudio dar a conocer la osteoporosis transitoria en la mujer gestante, ya que resulta una entidad poco conocida pero en la que el apoyo psicológico por parte de los enfermeros interviene en gran medida para tranquilizar y ayudar a las embarazadas a superar este evento (Black, 2000).

## Capítulo 4. METODOLOGÍA

LORENA FONTAO FERNÁNDEZ, JOSÉ LUIS FERNÁNDEZ LUNA

### 4.1 Diseño.

Para dar respuesta a los objetivos propuestos en este trabajo, se ha diseñado una investigación cualitativa, tipo estudio de casos.

En una primera parte, se realizó un plan de cuidados a una mujer embarazada de 29 años de edad y 36 semanas de gestación.

En una segunda parte, se llevó a cabo una revisión de la bibliografía sobre el tema a tratar.

### 4.2 Sujeto del estudio.

Mujer de 29 años de edad, embarazada de 36 semanas de gestación, atendida por el servicio de urgencias tras avisar al 112.

### 4.3. Ámbito y período del estudio.

El estudio ha sido desarrollado en un Servicio de Urgencias de Atención Primaria (SUAP) del Servicio Murciano de Salud, dentro del *Practicum* VI de 4º curso del grado de Enfermería.

El período de estudio fue del 21 de septiembre de 2016 hasta el 21 de febrero de 2017.

## 4.4. Procedimiento de recogida de información

### *4.4.1. Fuente de información.*

El procedimiento de recogida de la información se ha desarrollado a través de las siguientes fuentes:

- Observación directa del paciente y familia.
- Historia clínica del paciente.
- Los registros de evolución médica y enfermera.
- Valoración de enfermería según los patrones de Marjory Gordon.
- La revisión de la evidencia científica .

Para la búsqueda de la evidencia científica se han utilizado las siguientes bases de datos: Pubmed, Scielo, Dialnet, Cuiden, Medigraphic y biblioteca Cochrane Plus. También se han revisado documentos como protocolos, manuales y libros relacionados con el tema a tratar. Se usaron descriptores como: enfermedades raras, osteoporosis, cadera, embarazo, enfermería, rare diseases, osteoporosis, hip, pregnancy, nursing.

*4.4.2. Procedimiento de información.*

La recogida de datos se realizó tras la autorización previa de todos los agentes implicados. Durante todo el proceso ha sido guardada la confidencialidad y privacidad de los datos obtenidos para la realización del estudio.

Se acordó el momento adecuado para la realización de la observación y la valoración de enfermería con la finalidad de no interferir en la rutina clínica de la unidad.

Tras la autorización la recogida de información se realizó en tres partes:

1. Revisión de la historia clínica de la historia clínica del paciente.

En primer lugar, se procedió a la extracción de datos relevantes de la historia clínica para poder realizar una descripción lo más detalla posible del caso; Antecedentes personales y familiares (alergias, intervenciones quirúrgicas previas, enfermedades agudas o crónicas etc.), motivo de consulta, los resultados de las pruebas diagnósticas, exploraciones y exámenes, el diagnóstico médico principal, la evolución médica del paciente y clínica, la evolución de los cuidados enfermeros y por último los valores de las gráficas de constantes y el registro de las actividades e intervenciones.

2. Realización de la valoración de enfermería.

En segundo lugar se procedió a realizar una valoración de enfermería en base a los 11 patrones funcionales de Marjory Gordon. En esta segunda fase fue posible la identificación y el reconocimiento de los principales diagnósticos de enfermería para la elaboración de un plan de cuidados individualizado.

3. Revisión de la evidencia científica.

En tercer lugar, se realizó la revisión de la evidencia científica en las bases de datos y documentos antes mencionados. Lo siguiente ha consistido en realizar una lectura exhaustiva de los artículos encontrados, seleccionados y clasificados de acuerdo con los objetivos del estudio. En cuanto a la estrategia y límites de búsqueda no se aplicó ningún límite de fecha, tampoco se limitó la búsqueda según lenguas o tipo de artículo, sólo excluimos del estudio a aquellos casos que no eran recién nacidos o prematuros.

### *4.4.3. Procesamiento de los datos.*

Los datos han sido analizados y organizados en base a la metodología enfermera.

En una primera fase, tras hacer la valoración en base a los 11 patrones funcionales de Marjory Gordon, se extrajeron a través de la priorización clínica mediante una red de razonamiento basada en el modelo AREA, los diagnósticos de enfermería según la taxonomía NANDA y posteriormente las complicaciones potenciales según el Manual de Diagnósticos de Lynda Carpenito. Una vez seleccionado el diagnóstico principal y seguidamente la Complicación Potencial se procedió a establecer los criterios de resultado (NOC) e intervenciones (NIC). Una vez que se ejecutaron las actividades de enfermería se realizó una evaluación en base a los criterios de resultado establecidos en el diseño del plan de cuidados, con el fin de investigar el grado de efectividad de las intervenciones realizadas del paciente.

Por último, se procesaron los datos obtenidos de la revisión de la evidencia científica realizando un análisis crítico exhaustivo, clasificando los artículos y la información según intereses y objetivos del estudio.

## Capítulo 5. RESULTADOS.

LORENA FONTAO FERNÁNDEZ, JOSÉ LUIS FERNÁNDEZ LUNA.

### 5.1. Descripción del caso.

Mujer embarazada de 29 años y 36 semanas de gestación. Acude a su domicilio el servicio de urgencias ya que ha caído al suelo y refiere no poder moverse debido al gran dolor que tiene en la cadera derecha.

La paciente se encuentra inmóvil en el suelo, se observa acortamiento y rotación externa de la pierna derecha y se sospecha posible fractura de cadera.

Se le realiza inmovilización de miembro inferior derecho (MID) con una férula semirrígida de neopreno y se transfiere del suelo a la camilla de la ambulancia con una camilla de cuchara. La paciente es trasladada al servicio de Urgencias de su hospital de referencia para hacerle una ecografía que permita estudiar posible daño fetal.

**Antecedentes personales:**

La paciente refiere que previamente a su embarazo no tenía antecedentes médicos de interés y que desde la semana 34 de gestación ha iniciado cuadro de coxalgia y dolor irradiado desde cadera hacia rodilla derecha, sin traumatismo previo conocido, que se incrementa con la carga de la extremidad y mejora con el reposo. Estos síntomas han ido en aumento de forma insidiosa hasta el momento actual.

Hace unos día acudió a su médico de familia por este motivo, y en centro de salud se le administró un analgésico (paracetamol 1g) debido a las incompatibilidades de otros tratamientos con su semana de gestación. El facultativo le comentó que podría tratarse de una osteoporosis transitoria de la gestante y la remitió al traumatólogo de referencia (cita para la semana siguiente).

**Exploración física:**

Tensión arterial (TA): 91/53 mmHg.

Frecuencia cardíaca (FC): 115 lpm.

Saturación de oxígeno (Sat $O_2$): 99%.

Frecuencia respiratoria (FR): 14 rpm.

Glucemia: 100 mg/dl.

Temperatura (Tª): 34.9ºC.

**Tratamiento médico:**

Vía venosa periférica (VVP) 18G en el miembro superior izquierdo (MSI) y se le conecta un suero fisiológico (SF) al 0`9% de 500 ml para aumentar la TA. Paracetamol 1g intravenoso (IV) diluido con suero fisiológico (SF) de 100 ml para el tratamiento sintomático del dolor.

## 5.2 Valoración.

Utilizaré como modelo de valoración los 11 patrones funcionales de M. Gordon (1996).

1. Patrón percepción – manejo de la salud.

   Diagnóstico médico: osteoporosis transitoria.

   Diagnóstico médico: osteoporosis transitoria.

   Tratamiento farmacológico: Sulfato ferroso, ácido fólico, yodo y vitamina D.

   Alergia a la Penicilina.

   Exfumadora.

   Calendario vacunal en regla.

   Vía venosa periférica en miembro superior izquierdo 18G.

   Escala de riesgo de caídas (J.H. Downtown) con una puntuación 3 con un alto riesgo de caídas (anexo 1).

2. Patrón nutricional – metabólico.

   Peso: 76 Kg. Alturo: 168 cm. Temperatura: 34,9 ºC.

   Glucemia basal: 100 mg/dl.

   IMC: 26.93, clasificado en normopeso contando con las características de la semana 36. IMC (anexo 2).

   No presenta prótesis dental ni alteraciones de la deglución ni tampoco padece intolerancias alimentarias. Piel pálida y sudorosa.

3. Patrón eliminación.

   No presenta incontinencia urinaria ni fecal.

   La paciente refiere que su diuresis normal tanto en color, olor y frecuencia (6 micciones al día) y defecación dentro de la normalidad.

4. Patrón actividad – ejercicio.
   TAS: 91 mmHg. TAD: 53 mmHg.
   FR: 14 respiraciones/minuto.
   FC: 115 latidos/minuto.
   $SatO_2$: 99%.
   Manifiesta movilidad nula por la coxalgia derecha.

5. Patrón sueño – descanso.
   Refiere tener un sueño no reparador debido a la gestación y la coxalgia.
   En los últimos meses descansa entre 4 a 5 horas/día durante la noche y realiza una pequeña siesta postprandial durante el día.

6. Patrón cognitivo – perceptual.
   Paciente totalmente independiente en la toma de decisiones consciente y coherente.
   Desconocimiento absoluto de su estado y de la evolución de la situación.
   Escala de coma de Glasgow (anexo 3) con una puntuación de 15, clasificado de nivel de conciencia normal.
   Escala de Valoración del dolor EVA (anexo 4) con una puntuación de 10, ya que siente mucho dolor.

7. Patrón autopercepción – autoconcepto.
   La paciente refiere ansiedad por la situación actual y temor ante la posibilidad de que exista daño fetal tras el traumatismo.

8. Patrón rol – relaciones.
   Vive con su marido y es una gestante primípara.
   Refiere que tiene mucho apoyo de su marido y demás familia.
   Comunica que su persona de referencia es su marido.

9. Patrón sexualidad – reproducción.

La menarquia apareció a los 13 años.

Está embarazada de su primer hijo.

10. Patrón adaptación – tolerancia al estrés.

La paciente se encuentra en estado ansiosa debido al traumatismo y al posible daño fetal.

11. Patrón valores – creencias.

Muy importante para el paciente, ya que se refugia en su fe católica durante el proceso del embarazo.

Durante el embarazo y los síntomas de dolor, se aferra a su marido y a su fe con fuerza.

## 5.3. Diagnósticos identificados por patrones alterados.

Para trabajar los DXE, se utiliza el manual de Diagnósticos NANDA Internacional editado por Johnson, M., Bulechek, G. M., McCloskey, J., Moorhead, S., & Maas, M. (2015).

Patrón 1: percepción – manejo de la salud.

(00155) Riesgo de caídas r/c deterioro a la movilidad física.

Definición: riesgo de aumento de la susceptibilidad a las caídas que puede causar daño físico.

Dominio 11: Seguridad/ Protección.

Clase 02: Lesión física.

(00004) Riesgo de infección r/c defensas primarias inadecuadas: traumatismo tisular.

Definición: Riesgo de ser invadido por organismos patógenos.

Dominio 11: Seguridad/ Protección.

Clase 01: Infección.

Patrón 2: nutricional - metabólico.

(00046) Deterioro de la integridad cutánea r/c prominencias óseas m/p alteración de la integridad de la piel.

Definición: Alteración de la epidermis y/o la dermis.

Dominio 11: seguridad/protección.

Clase 02: Lesión física.

(00006) Hipotermia r/c traumatismo y m/p palidez y frialdad de la piel.

Definición: Temperatura corporal por debajo del rango de la normalidad.

Dominio 11: seguridad/protección.

Clase 06: Termorregulación.

Patrón 4: actividad - ejercicio.

(00085) Deterioro de la movilidad física r/c pérdida de integridad de las estructuras óseas y m/p limitación de la amplitud de movimientos.

Definición: Limitación del movimiento físico independiente, intencionado del cuerpo o de una o más extremidades.

Dominio 04: actividad/ejercicio.

Clase 02: Actividad/ ejercicio.

(00206) Riesgo de sangrado r/c trauma.

Definición: Riesgo del volumen de sangre que puede comprometer la salud.

Dominio 11: Seguridad/protección.

Clase 02: Lesión física.

(00205) Riesgo de shock r/c síndrome de respuesta inflamatoria sistémica.

Definición: Riesgo de aporte sanguíneo inadecuado a los tejidos corporales que puede conducir a una disfunción celular que constituye una amenaza para la vida.

Dominio 11: Seguridad/protección.

Clase 02: Lesión física.

(00086) Riesgo de disfunción neurovascular periférica r/c fractura.

Definición: Riesgo de sufrir una alteración en la circulación, sensibilidad o movilidad de una extremidad.

Dominio 11: Seguridad/protección.

Clase 02: Lesión física.

Patrón 5: sueño - reposo.

(00198) Trastorno del patrón de sueño r/c falta de control del sueño m/p cambio en el patrón normal de sueño.

Definición: Interrupciones durante un tiempo limitado de la cantidad y calidad del sueño debidas a factores externos.

Dominio 04: Actividad/reposo.

Clase 01: Sueño/reposo.

Patrón 6: cognitivo - perceptual.

(00132) Dolor agudo r/c agentes lesivos físicos y m/p conducta expresiva y expresión facial del dolor.

Definición: Experiencia defensiva y emocional desagradable ocasionada por una lesión tisular real o potencial, o descrita en tales términos (Internacional Association for the Study of Pain); inicio súbito o lento de cualquier intensidad de leve a grave con un final anticipado o previsible.

Dominio 12: Confort.

Clase 01: Confort físico.

Patrón 7: autopercepción - autoconcepto.

(00146) Ansiedad r/c crisis situacional m/p aumento de la sudoración y tensión facial.

Definición: Sensación vaga e intranquilizadora de malestar o amenaza acompañada de una respuesta autónoma (el origen de la cual con frecuencia es inespecífico o desconocido para la persona); sentimiento de aprensión causado por anticipación de un peligro. Es una señal de alerta que advierte de un peligro inminente y permite a la persona tomar medidas para afrontar la amenaza.

Dominio 09: Afrontamiento/ tolerancia al estrés.

Clase 02: Respuestas de afrontamiento.

(00148) Temor r/c respuesta innata a estímulos (posible pérdida del feto) y m/p sentimiento de alarma.

Definición: Respuesta a la percepción de una amenaza que se reconoce conscientemente como un peligro.

Dominio 09: Afrontamiento/ tolerancia al estrés.

Clase 02: Respuestas de afrontamiento.

Patrón 10: afrontamiento – tolerancia al estrés.

(00149) Riesgo de síndrome de estrés del traslado r/c impotencia y traslado de un entorno a otro.

Definición: Vulnerable a sufrir un trastorno físico y/o psicológico tras el traslado de un entorno a otro, que puede comprometer la salud.

Dominio 09: Afrontamiento/ tolerancia al estrés.

Clase 01: Respuestas postraumáticas.

(00145) Riesgo de síndrome postraumático m/p duración del acontecimiento traumático.

Definición: Vulnerabilidad a la persistencia de una respuesta desatada ante un acontecimiento traumático, abrumador, que compromete la salud.

Dominio 09: Afrontamiento/ tolerancia al estrés.

Clase 01: Respuestas postraumáticas.

## 5.4. Priorización mediante modelo AREA.

Realizado con el modelo de análisis de resultados del estado actual (AREA), gestado Pesut.D. J (1999). Es el modelo de pensamiento reflexivo, concurrente, creativo y crítico. Utilizado en la práctica para entender la historia del paciente, así como para organizar las acciones de enfermería con el fin de obtener los resultados esperados.

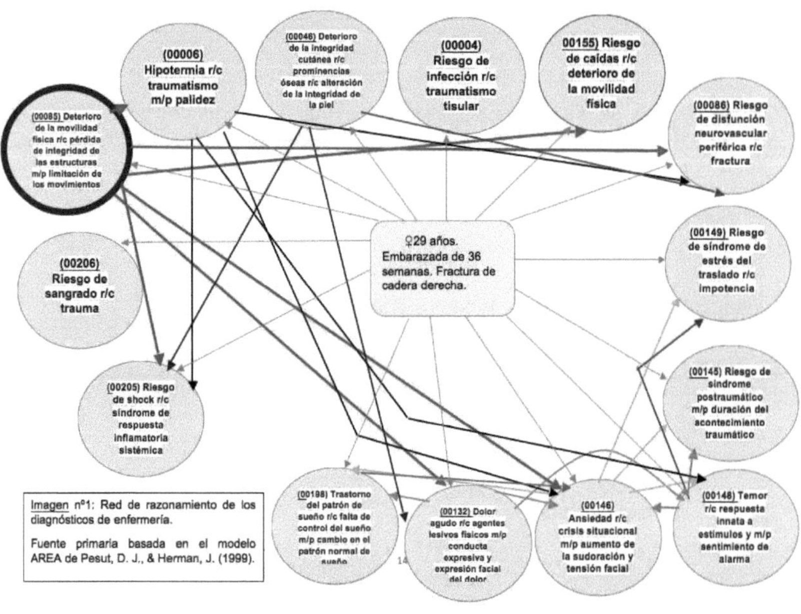


*Figura nº 7: red de razonamiento clínico de los diagnósticos de enfermería.*

*Fuente de elaboración propia basada en el modelo AREA del Dr. Pesut.*

## 5.5. Justificación del diagnóstico principal.

Tras realizar la red de razonamiento y consultar la bibliografía, se ha decidido abordar como diagnóstico principal (00085) Deterioro de la movilidad física r/c pérdida de integridad de las estructuras óseas y m/p limitación de la amplitud de movimientos.

La hipotermia se origina por el déficit de ganancia de calor respecto a la pérdida. Debido a la inmovilidad por el deterioro de la movilidad física relacionado con la fractura de cadera, según cita Lobo Núñez, E. (2014), la hipotermia accidental primaria es originada por el contacto directo al suelo frío de una persona previamente sana.

La etiología de la hipotermia de este caso es por un factor exógeno, como la caída con permanencia prolongada en el suelo. Mejorando la movilidad física se impedirá la prolongación del paciente en contacto con el suelo.

Evitando el empeoramiento de la movilidad física con una buena tracción, alineación e inmovilización del MID, disminuirá el riesgo de shock traumático (hipovolémico) que puede acontecer en un paciente con una fractura de cadera, tal y como expone en su publicación Monte-Secades, R., Peña-Zemsch, M., Rabuñal-Rey, R., Bal-Alvaredo, M., Pazos-Ferro, A., & Mateos-Colino, A. (2011). Generalmente disminuye o cede el dolor agudo con una buena inmovilización del paciente utilizando una férula adecuada, como cita López Flórez, V., & Arboleda Martínez, M. L. (2015), teniendo en cuenta que la fractura que más origina dolor intenso es la fractura de anillo óseo.

A veces las fracturas de huesos largos pueden comprimir los vasos y los nervios, incrementándose el riesgo de lesión de los mismos. Este riesgo se minimiza cuando se realiza reducción la fractura, como indica Calixto Roa, D. A., & Cataño Fernández, M. C. (2016).

Como expone Carlos, D. M. J., Adelaida, G. E., Mayra, V. C., & Madelyn, C. M. (2013), hay factores intrínsecos sobre el riesgo de caídas como el deterioro de la movilidad física. Cuando se mejora el deterioro, se reduce el riesgo de caída.

La fractura de cadera afecta a la calidad de vida desde el primer momento en que ocurre, produciendo cambios en los hábitos cotidianos del paciente. Si se mejora el deterioro de la movilidad física, se reducirá la ansiedad del paciente, como cita Ceballos, A. A., Nazar, R. H., Leal, A. R., & Barba, G. C. (2013).

## 5.6. Problemas de colaboración y complicaciones potenciales.

Los problemas de colaboración (CP), según edita Carpenito, L. J. V. M. C. (2003), son algunas complicaciones fisiológicas que los profesionales de enfermería controlan para detectar su aparición o los cambios de estado del paciente. Estos profesionales gestionan los problemas de colaboración mediante intervenciones prescritas y enfermeras, para minimizar las complicaciones de los sucesos. Para encontrar las posibles complicaciones potenciales, se ha utilizado el libro de esta autora.

**Complicaciones potenciales:**

- ✓ Hemorragia, shock.
- ✓ Embolismo pulmonar.
- ✓ Sepsis.
- ✓ Embolia grasa.
- ✓ Síndrome compartimental.
- ✓ Desplazamiento de la articulación de la cadera.

- ✓ Estasis o trombosis venosa.
- ✓ Muerte fetal.
- ✓ Parálisis del nervio peroneo.

## 5.7. Priorización de las complicaciones potenciales mediante red de razonamiento clínico del modelo AREA.

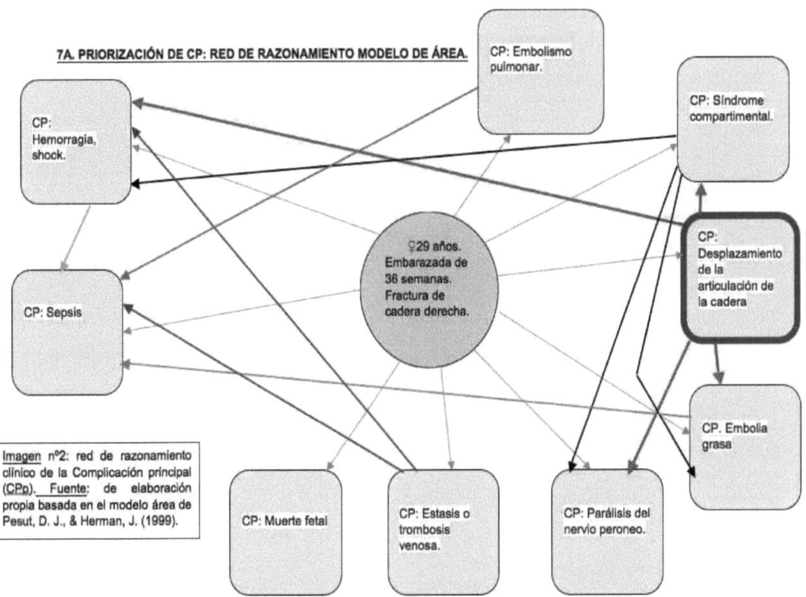


*Figura nº8: red de razonamiento clínico de las complicaciones potenciales.*

*Fuente elaboración propia basada en el modelo AREA del Dr. Pesut.*

## 5.8. Justificación de las complicaciones potenciales.

Según la evidencia científica consultada, la complicación potencial del proceso de enfermero en el servicio de Urgencia es el desplazamiento de la articulación de la cadera, ya que, controlando este desplazamiento con una buena inmovilización inmediata de la fractura, la manipulación mínima de la misma y el apoyo adecuado de la cadera durante los giros del cuerpo evitaría la ocurrencia de émbolos grasos, como cita Calixto Roa, D. A., & Cataño Fernández, M. C. (2016).

El síndrome compartimental es definido por Harvey, C. (2001) como "una elevación de la presión intersticial, por arriba de la presión de perfusión capilar dentro de un compartimento osteofascial cerrado, con compromiso de flujo sanguíneo en músculos y nervios, lo que condiciona daño tisular".

Según Cortés, A. M., & Castrejón, H. A. M. (2003), una de las características de la etiología del síndrome compartimental es el incremento del contenido del compartimento (sangre).

Debido a la fractura de la cadera con posible lesión vascular, inmovilizando la extremidad que esta fracturada evitaremos el desplazamiento de la articulación y las posibilidades de aumento del contenido compartimental.

La pelvis está en contacto con abundantes plexos venosos y arterias, como nos indica Martínez, V. G., Baptista, F. A., Moral, G. J., & Manzano, M. C. (2008). La inmovilización precoz de la cadera evitará el desplazamiento de la articulación y disminuirá las posibilidades de producir una hemorragia o la parálisis del nervio peroneo.

## 5.9. Planificación.

### *5.9.1. Planificación del diagnóstico principal.*

Se utilizará la edición de Moorhead, S., & Johnson, M. (2009) de Clasificación de Resultados de Enfermería (NOC), para planificar los objetivos con sus respectivos indicadores.

También se usará el libro de Bulechek, G. M. (2009), con la Clasificación de Intervenciones de Enfermería (NIC), para llevar a cabo las intervenciones con actividades.

#### *5.9.1.1. NOC del diagnóstico principal.*

2102. NIVEL DEL DOLOR.

- Dominio 05: Salud percibida.
- Clase V: Sintomatología.
- Patrón 04: Cognitivo- perceptivo.
- Definición: Intensidad del dolor referido o manifestado.

Tabla nº1. Puntuación NOC de DxE principal basada en la escala Likert:

| INDICADORES DEL NOC | PUNTUACIÓN INICIAL | PUNTUACIÓN DIANA | TIEMPO |
|---|---|---|---|
| 2102. Nivel del dolor | 1 | 3 | 60 minutos. |
| Escala Liker: 1. Grave 2. Sustancial 3. Moderado 4. Leve 5. Ninguno. | | | |

Tabla nº2. Puntuación NOC de DxE principal basada en la escala Likert:

| Indicadores del NOC. | Puntuación inicial | Puntuación final. | TIEMPO |
|---|---|---|---|
| 210201. Dolor referido. | 1 | 3 | 60 minutos. |
| 210206. Expresiones faciales del dolor. | 1 | 3 | 60 minutos. |
| 210209. Tensión muscular. | 1 | 3 | 60 minutos. |
| 210226. Diaforesis. | 2 | 4 | 60 minutos. |
| **Escala Liker: 1. Grave 2. Sustancial 3. Moderado 4. Leve 5. Ninguno.** | | | |
| 210210. Frecuencia respiratoria. | 3 | 4 | 60 minutos. |
| 210211. Frecuencia del pulso radial. | 3 | 4 | 60 minutos. |
| Escala Liker: 1. Desviación grave del rango normal. 2. Desviación sustancial del rango de normal. 3. Desviación moderada del rango de normal. 4. Desviación leve del rango normal. 5. Desviación del rango de normal. | | | |

*5.9.1.2. NIC del diagnóstico principal.*

INTERVENCIÓN: MANEJO DEL DOLOR (1400)

Definición: Alivio del dolor o disminución del dolor a un nivel de tolerancia que sea aceptable para el paciente.

Campo 01: Fisiológico: Básico

Clase E: Fomento de la comodidad física

Actividades:

- → 140001 Realizar una valoración exhaustiva del dolor que incluya la localización, características, aparición/duración, frecuencia, calidad, intensidad o gravedad del dolor y factores desencadenantes.
- → 140002 Observar signos no verbales de molestias, especialmente en aquellos que no pueden comunicarse eficazmente.
- → 140003 Asegurarse de que el paciente reciba los cuidados analgésicos correspondientes.
- → 140005 Explorar el conocimiento y las creencias del paciente sobre el dolor.
- → 140014 Proporcionar información acerca del dolor, como causas del dolor, el tiempo que durará y las incomodidades que se esperan debido a los procedimientos.
- → 140016 Disminuir o eliminar los factores que precipiten o aumenten la experiencia del dolor (miedo, fatiga, monotonía y falta de conocimientos).
- → 140027 Proporcionar a la persona un alivio del dolor óptimo mediante analgésicos prescritos.
- → 140034 Instaurar y modificar las medidas de control del dolor en función de la respuesta del paciente.

INTERVENCIÓN: ADMINISTRACIÓN DE ANALGÉSICOS (2210).

Definición: Utilización de agentes farmacológicos para disminuir o eliminar el dolor.

Campo 02: Fisiológico: Complejo

Clase H: Control de fármacos

Actividades:

- → 221001 Determinar la ubicación, características, calidad y gravedad del dolor antes de medicar al paciente.
- → 221002 Comprobar las órdenes médicas en cuanto al medicamento, dosis y frecuencia del analgésico prescrito.
- → 221003 Comprobar el historial de alergias a medicamentos.
- → 221013 Establecer expectativas positivas respecto de la eficacia de los analgésicos para optimizar la respuesta del paciente.
- → 221021 Documentar la respuesta al analgésico y cualquier efecto adverso.
- → 221024 Colaborar con el médico si se indican fármacos, dosis, vía de administración o cambios de intervalo con recomendaciones específicas en función de los principios de la equianalgesia.

INTERVENCIÓN: INMOVILIZACIÓN (0910).

Definición: Estabilización, inmovilización y/o protección de una parte corporal lesionada con un dispositivo de soporte.

Campo 01: Fisiológico: Básico

Clase C: Control de inmovilidad

Actividades:

→ 91001 Monitorizar la circulación (p. ej., pulso, relleno capilar, y sensibilidad) en la parte corporal lesionada

→ 91002 Monitorizar la movilidad en la zona distal a la lesión.

→ 91003 Monitorizar la presencia de hemorragia en la zona de lesión.

→ 91004 Cubrir las heridas abiertas con un apósito y controlar la hemorragia antes de aplicar una férula.

→ 91005 Minimizar el movimiento del paciente, sobre todo de la parte corporal lesionada.

→ 91006 Identificar el material más apropiado para la férula (p. ej., rígido, blando, anatómico o tracción).

→ 91008 Inmovilizar las articulaciones proximal y distal al punto de la lesión.

→ 91011 Aplicar una férula en la posición en la que se encuentre la parte corporal lesionada, usando las manos para apoyar la zona de la lesión, minimizando el movimiento y utilizando la ayuda de otro profesional sanitario cuando sea posible.

→ 91013 Monitorizar la integridad cutánea bajo el dispositivo de soporte.

*5.9.2. Planificación de la complicación potencial*

*5.9.2.1. NOC de la complicación potencial*

0211. FUNCIÓN ESQUELÉTICA.

- Dominio 01: Salud funcional.
- Clase C: Movilidad.
- Patrón 04: Actividad y ejercicio.
- Definición: Capacidad de los huesos para soportar el cuerpo y facilitar el movimiento.

Tabla nº3. Puntuación NOC de CP principal basada en la escala Likert:

| INDICADORES DEL NOC | PUNTUACIÓN INICIAL | PUNTUACIÓN DIANA | TIEMPO |
|---|---|---|---|
| 0211. Función esquelética. | 2 | 3 | 60 minutos. |
| Escala Liker: 1. Gravemente comprometido, 2. Sustancialmente comprometido, 3. Moderadamente comprometido, 4. Levemente comprometido, 5. No comprometido. | | | |

*Fuente. Elaboración propia basada en NOC.*

Tabla nº 4. Puntuación de los indicadores del NOC del CP principal.

| Indicadores del NOC. | Puntuación inicial | Puntuación final | TIEMPO |
|---|---|---|---|
| 021101. Integridad ósea | 2 | 3 | 60 min. |
| 021103. Movimiento articular. | 2 | 2 | 60 min. |
| 021105. Alineación esquelética. | 2 | 3 | 60 min. |
| 021106. Estabilidad articular. | 2 | 3 | 60 min. |
| **Escala Liker: 1. Gravemente comprometido, 2. Sustancialmente comprometido, 3. Moderadamente comprometido, 4. Levemente comprometido, 5. No comprometido.** | | | |

*Fuente. Elaboración propia basada en NOC.*

*5.9.2.2. NIC de la complicación potencial*

INTERVENCIÓN: CUIDADOS DE TRACCIÓN/INMOVILIZACIÓN (0940).

Definición: Actuación ante un paciente que tiene un dispositivo de tracción y/o inmovilización para inmovilizar y estabilizar una parte del cuerpo.

Campo 01: Fisiológico: Básico

Clase C: Control de inmovilidad

Actividades:

→ 94001 Colocar al paciente con una alineación corporal correcta.

→ 94007 Mantener la tracción en todo momento.

→ 94008 Investigar la capacidad de autocuidados durante la tracción

→ 94011 Vigilar la piel y las prominencias óseas para ver si hay signos de úlceras por decúbito.
→ 94012 Vigilar la circulación, movimientos y sensibilidad de la extremidad afectada.
→ 94013 Observar si se producen complicaciones por la inmovilidad.
→ 94020 Enseñar la importancia de una correcta alimentación para la cicatrización ósea.
→ 18046 Instruir al paciente y/o a los allegados sobre la fatiga, sus síntomas comunes y las recidivas latentes.
→ 18048 Instruir al paciente y/o a los allegados a reconocer los signos y síntomas de fatiga que requieran una disminución de la actividad.

INTERVENCIÓN: AYUDA CON EL AUTOCUIDADO: TRANSFERENCIA (1806).

Definición: Ayudar a una persona con limitación del movimiento independiente para aprender a cambiar la ubicación del cuerpo.

Campo 01: Fisiológico: Básico

Clase C: Control de inmovilidad

Clase F: Facilitación del autocuidado

Actividades:

→ 180605 Elegir técnicas de traslado que sean adecuadas para el paciente.
→ 180606 Identificar los métodos para evitar lesiones durante el traslado.
→ 180615 Documentar el progreso, según corresponda.
→ 180623 Utilizar la mecánica corporal adecuada durante los movimientos.

→ 180625 Trasladar al paciente utilizando una tabla de transferencia, si es necesario.

→ 180628 Mantener los dispositivos de tracción durante el traslado, según corresponda.

→ 180629 Al final de la transferencia, evaluar en el paciente la alineación adecuada del cuerpo, que las sondas no estén ocluidas, la ropa de cama sin arrugas, la piel expuesta innecesariamente, el nivel adecuado de comodidad del paciente, las barandillas laterales de la cama levantadas y el timbre de llamada al alcance.

## 5.10. Ejecución.

A continuación, se explica la ejecución de las actividades planificadas para conseguir los objetivos acordados con la paciente. Estas actividades las llevaré a cabo durante la activación del aviso por teléfono hasta la transferencia al hospital de referencia, aproximadamente de 60 minutos de duración.

Estando de guardia en el SUAP, recibimos un aviso telefónico desde el 112 Región de Murcia informándonos de que una mujer gestante (semana 36) de 29 años se encuentra tumbada en el suelo, refiriendo que no se puede mover y que presenta coxalgia derecha importante.

Al llegar a su domicilio nos recibe una vecina de la paciente muy nerviosa por la situación y nos explica que lleva tumbada en el suelo aproximadamente 1 hora, sin poder moverse. Dicha vecina nos lleva al lugar donde se encuentra la paciente.

El equipo multidisciplinar del SUAP realiza una valoración de la gestante como cita Rivera-Flores, J. (2012), identificando problemas que comprometen la vida de la paciente utilizando el esquema "ABC". También se realiza la toma de constantes vitales, como nos indica Giménez Fernández, M., & Carrasco

Guirao, J. J. (2008) y el nivel de conciencia de la paciente, todo ello reflejado a continuación:

- Tensión arterial (TA): 91/53 mmHg.
- Frecuencia cardiaca (FC): 115 lpm.
- Saturación de oxígeno (Sat $O_2$): 99%.
- Frecuencia respiratoria (FR): 14 rpm.
- Glucemia: 100 mg/dl.
- Temperatura (Tª): 34.9ºC.
- Nivel de Glasgow: 15, consciente y orientada.

Tras descartar el riesgo vital de la paciente, pasamos a la segunda valoración de posibles lesiones debido a la caída. Se observa acortamiento y rotación externa del MID.

Estos signos nos orientan hacia un diagnóstico médico de posible fractura de cadera derecha, a falta de confirmarla en el hospital con el estudio radiográfico completo. Por ello se procede a trasladar a la paciente a su hospital de referencia para completar estudio de esta lesión ósea, además de valorar posible daño fetal.

Se le administra un tratamiento analgésico endovenoso para reducir el dolor, ya que la paciente refiere un nivel 10 en la escala EVA a nivel de la cadera derecha. Además, la inmovilización del miembro inferior derecho para evitar agravar las lesiones que presenta y su traslado hospitalario en un soporte vital avanzado (ambulancia) en unas condiciones óptimas contribuyen a mejorar el estado de la lesionada.

Se le canaliza una vía 18g en el MSI con el material necesario para poder realizar la técnica como cita de Cuidados, G. (2006): abocath, compresor, guantes limpios, apósitos de vía, gasas estériles, alcohol, tapón antirreflujo, venda, jeringa y suero). Se elige la vena del brazo que se va a canalizar con la ayuda de un compresor y tras haber desinfectado la zona con alcohol se procede a canalizar la vía (siempre con el bisel hacia arriba), se suelta el compresor poniendo gasas bajo la aguja y se clampa la vena tras retirar la aguja para colocar el tapón antirreflujo. Posteriormente se fija la vía con el apósito y se inicia la administración IV de analgesia (Paracetamol 1 g), descartando opiáceos debido a su gestación

A continuación, se conecta un SF de 500 ml para estabilizar la TA.

El siguiente paso es la tracción e inmovilización del miembro afectado, para el cual seguiremos los pasos editados por Blázquez Rodríguez, M. C., Chozas García, B., Prada Marty, A. D., Sánchez Juan, A., de Pedro, E. L., & Pérez, L. D. Se realiza una tracción manual del miembro afecto para impedir que progrese la lesión. A continuación, se procede a la inmovilización con el objetivo de reducir la deformidad del miembro, previa administración de analgesia. Se deben estabilizar tanto la articulación proximal como la distal a la fractura, sin comprimir en exceso, vigilando si las extremidades se inflaman o si el paciente refiere hormigueos.

Para esta inmovilización se utilizará una férula semirrígida de neopreno a nivel de miembro inferior.

Tras la tracción e inmovilización de la pierna afectada, se procede a la transfiere la paciente del suelo a la camilla de la ambulancia utilizando una camilla de cuchara. Las ventajas que tiene la camilla de cuchara es que se puede abrir en dos partes y eso hace que no se necesite que voltear a la paciente para una buena inmovilización.

Posteriormente, una vez colocado la paciente en la camilla de la ambulancia se quita la camilla de palas como nos refiere Garrido, C. B., Tarrio, E. B., Gutiérrez, J. V., Bueno, J. A., Revilla, A. S., & Rico, J. (1999).

Durante el traslado del lugar del incidente hasta el hospital se vigilará las constantes vitales y se rellenará la historia clínica que nos servirá para dar el relevo justificado al receptor del hospital.

Finalmente, al llegar al centro hospitalario de referencia, se le da el relevo a los compañeros del servicio de Urgencias entregando copia de la historia clínica, donde se especifica todo el tratamiento que se ha realizado a la paciente y la evolución de sus constantes vitales.

Durante este aviso, el tratamiento más relevante consiste en llevar a cabo una tracción e inmovilización del miembro inferior afectado con sospecha de lesión ósea, controlar las constantes vitales, reducir el dolor y realizar un traslado rápido al hospital de referencia.

## 5.11. Cronograma.

Tabla nº5. Cronograma de intervención de 60 minutos.

| Intervenciones | 0 min | 10 min | 20 min | 40 min | 60 min |
|---|---|---|---|---|---|
| (1400). Manejo del dolor. | X | | X | | X |
| (2210). Administración de analgésicos. | X | | | | |
| (0940). Cuidados de tracción/inmovilización. | X | X | X | X | X |
| (1806). Ayuda con el autocuidado: transferencia. | X | X | X | X | X |

Fuente. Elaboración propia basada en el NIC.

## 5.12. Evaluación.

### *5.12.1 Evaluación del diagnóstico principal.*

2102. NIVEL DEL DOLOR.

- Dominio 05: Salud percibida.
- Clase V: Sintomatología.
- Patrón 04: Cognitivo- perceptivo.

Definición: Intensidad del dolor referido o manifestado.

Tabla nº6. Puntuación NOC de DxE principal basada en la escala Likert:

| Indicadores | Puntuación Inicial | Puntuación Diana | Puntuación obtenida | Tiempo |
|---|---|---|---|---|
| 0102. Nivel del dolor | 1 | 3 | 3 | 60 min |
| **Escala Liker: 1. Grave 2. Sustancial 3. Moderado 4. Leve 5. Ninguno.** | | | | |

Fuente. Elaboración propia basada en NOC

Tabla nº 7. Puntuación de los indicadores del NOC del DxE principal.

| Indicadores | Puntuación inicial | Puntuación diana | Puntuación obtenida | Tiempo |
|---|---|---|---|---|
| 210201. Dolor referido | 1 | 3 | 3 | 60 min |
| 210206. Expresiones faciales del dolor | 1 | 3 | 3 | 60 min |
| 210209. Tensión muscular | 1 | 2 | 2 | 60 min |
| 210226. Diaforesis | 2 | 4 | 4 | 60 min |

**Escala Liker: 1. Grave 2. Sustancial 3. Moderado 4. Leve 5. Ninguno.**

| Indicadores | Puntuación inicial | Puntuación diana | Puntuación obtenida | Tiempo |
|---|---|---|---|---|
| 210210. Frecuencia respiratoria | 3 | 4 | 4 | 60 min |
| 210220. Frecuencia cardiaca radial | 3 | 4 | 4 | 60 min |

**Escala Liker: 1. Desviación grave del rango normal. 2. Desviación sustancial del rango de normal. 3. Desviación moderada del rango de normal. 4. Desviación leve del rango normal. 5. Desviación del rango de normal.**

0211. FUNCIÓN ESQUELÉTICA.

- Dominio 01: Salud funcional.
- Clase C: Movilidad.
- Patrón 04: Actividad y ejercicio.

Definición: Capacidad de los huesos para soportar el cuerpo y facilitar el movimiento

*5.12.2. Evaluación de la complicación principal.*

Tabla nº8. Puntuación NOC de la complicación potencial principal basada en la escala Likert:

| Indicadores | Puntuación inicial | Puntuación diana | Puntuación alcanzada | Tiempo. |
|---|---|---|---|---|
| 0211. Función esquelética | 2 | 3 | 3 | 60 min |

Escala Liker: 1. Gravemente comprometido, 2. Sustancialmente comprometido,

3. Moderadamente comprometido, 4. Levemente comprometido, 5. No comprometido.

Fuente. Elaboración propia basada en NOC.

Tabla nº 9. Puntuación de los indicadores del NOC del CP principal.

| Indicadores | Puntuación inicial | Puntuación diana | Puntuación obtenida | Tiempo |
|---|---|---|---|---|
| 021101. Integridad ósea | 2 | 3 | 3 | 60 min |
| 021103. Movimiento articular | 2 | 2 | 2 | 60 min |
| 021105. Alineación esquelética | 2 | 3 | 3 | 60 min |
| 021106. Estabilidad articular | 2 | 3 | 3 | 60 min |

**Escala Liker: 1. Desviación grave del rango normal. 2. Desviación sustancial del rango de normal. 3. Desviación moderada del rango de normal. 4. Desviación leve del rango normal. 5. Desviación del rango de normal.**

Fuente. Elaboración propia basada en NOC.

## 5.13. Reflexión.

La evolución de la paciente ha sido positiva en cuanto a la actuación de todo el equipo, pero cabe decir que en un espacio de tiempo muy corto no se aprecia una evolución clara y segura de la mejoría del diagnóstico de la fractura de cadera.

Se han cumplido los objetivos de no agravar la fractura evitando las complicaciones potenciales, dado se ha llevado a cabo una transferencia óptima de la paciente con los recursos disponibles.

## 6. DISCUSIÓN.

LORENA FONTAO FERNÁNDEZ, JOSÉ LUIS FERNÁNDEZ LUNA.

La osteoporosis transitoria de cadera en el embarazo es una entidad rara que afecta a 4 de cada millón de gestantes según el estudio de Carrión et al (2004). Sin embargo, Bruscas y de la Parra (2014) afirman que esta enfermedad tiene una prevalencia difícil de evaluar, debido a que la clínica tan difusa que presenta conlleva a un tardío diagnóstico o a la confusión con otro cuadro.

En España, se considera enfermedad rara a aquella que afecta a menos de 5 personas de cada 10.000 (Comisión Europea, 2004), aunque según Díez y Huete (2009), en la mayoría de las enfermedades raras se desconocen datos precisos sobre su frecuencia real, debido a la práctica inexistencia de sistemas de notificación de casos, tanto a niveles nacionales como internacionales.

Knight y Senior (2006), refieren que la mayoría de ellas han sido poco estudiadas y su escaso conocimiento hace que el diagnóstico se retrase en muchas ocasiones, o incluso, que algunas nunca sean diagnosticadas. Esto dificulta además de la adopción de medidas preventivas o terapéuticas, el uso de las herramientas usadas habitualmente en información sanitaria pudiendo llegar a provocar insatisfacción por parte de los usuarios del sistema sanitario (Denis et al, 2010).

La etiología y patogénesis de la osteoporosis transitoria resultan desconocidos. Hasta el momento, la mayoría de autores como Glerean (2000), Trevisan (2002) y Hernlund (2013) identifican como único factor predisponente conocido el propio embarazo. Por otro lado, son menos los estudios que indican la existencia de factores de riesgo asociados tales como: traumatismos, infecciones, obesidad, corticoterapia, tratamientos prolongados con heparina, reposo prolongado, hipertiroidismo, menarquia precoz, baja ingesta de calcio e hiperparatiroidismo (Gutiérrez et al, 2013), (Pérez et al, 2010). Mirza (2012) llega también a especular en su estudio que puede deberse a una predisposición genética. En el caso de la paciente estudiada, en sus antecedentes personales no se identificaba ningún factor de riesgo que pudiera precipitar y ser causa para el desencadenamiento de la enfermedad.

Investigaciones realizadas por Bircher (2012) y Anai (2013), entre otros, confirman que la osteoporosis transitoria de cadera afecta a varones de mediana edad y, predominantemente, a mujeres en el tercer trimestre de embarazo, siendo más común en las primigestas. Algún autor como es el caso de Arrieta (2011), ha comunicado otra variante que puede afectar a niños o mujeres en el primer trimestre de embarazo, siendo insignificante ya que no aparecen más casos en la literatura. A favor de la bibliografía, la paciente en estudio se encontraba en el tercer trimestre de embarazo, siendo también primigesta.

Según Carrión (2004), Iacoponi (2011), Crespo (2001), Bruscas y de la Parra (2014) suele afectar a la cadera de forma unilateral, siendo excepcional la bilateralidad de la afectación.

Iacoponi (2011) afirma que tiene preferencia por la cadera izquierda por la presentación cefálica del feto, que favorece la repetición de microtraumatismos en la zona. En la investigación realizada no se puede confirmar este hecho ya que en la paciente estudiada encontramos una afectación en el lado contrario, el derecho.

Ramberde (2010) habla de que un 10% de los pacientes pueden desarrollar el proceso en varias articulaciones, de forma simultánea o sucesiva, en el mismo miembro o en el contralateral y de muy rara forma hallar episodios simultáneos en más articulaciones. Por otro lado, son mayoría los autores como Singh (2010), que apoyan que no se detecta alteraciones en otras zonas del aparato locomotor. En el caso de la paciente en estudio la afectación se produjo de manera unilateral en la cadera.

Se presume que la masa ósea debería disminuir debido al incremento de la demanda de calcio en el embarazo (Cummings y Melton, 2002). Hay autores como Hodgson et al (2010) que, por el contrario, sostienen que los altos niveles de estrógenos circulantes o la ganancia de peso secundaria al embarazo podrían aumentar el capital óseo. Otros tantos no han demostrado ninguna relación (Curiel et al, 2001).

Glerean (2000) habla que en el embarazo y en ausencia de una elevada sospecha clínica, los síntomas son frecuentemente malinterpretados al inicio, pudiéndose confundir con cuadros de lumbalgia o dolor mecánico, lo que retrasa el diagnóstico y aumenta la morbilidad. La gestante estudiada no tuvo dolores previos ni molestias hasta el momento de la fractura, por lo que, la prevención de esta no pudo ser posible.

La sintomatología suele durar entre tres y diez meses, con un promedio de siete meses, aunque Carrión et al (2004) ha descrito una duración de hasta 45 meses.

Las pruebas complementarias son, habitualmente, normales a excepción de hallazgos ocasionales degenerativos en la radiología, que facilitan atribuir el cuadro a procesos artrósicos sin realizar pruebas de imagen más específicas (Vergara-Ferrer et al, 2011). Hay casos en los que la investigación clínica se prolonga y surge la necesidad de descartar una osteonecrosis como patología principal en el diagnóstico diferencial. La semejanza clínica entre ambos procesos ocasiona disparidad de opiniones acerca de si la osteoporosis transitoria constituye una entidad propia o bien un estadio precoz de necrosis femoral que revierte espontáneamente (Gemmel et al, 2012). En cualquier caso, como ya hemos señalado, existe disparidad tanto en la clínica como en las pruebas de imagen que inducen un proceso de diagnostico diferencial de cierta complejidad.

La confirmación diagnóstica se obtiene mediante radiología simple de ambas caderas (Malizos et al 2004). La aspiración del líquido articular y las biopsias sinovial y ósea han sido descritas, sin aportar información para el diagnóstico, la mayoría de los autores indican que no deben realizarse, pues la enfermedad es autolimitada y requiere tratamiento conservador y la biopsia ósea es un procedimiento radical (Wood et al 2003). En el caso de la paciente estudiada, la resonancia magnética y la gammagrafía ósea, junto con la radiografía, fueron las pruebas que desvelaron el diagnóstico de la enfermedad.

La bibliografía consultada indica que los síntomas alcanzan una meseta y revierten gradualmente sin dejar secuelas en el primer año después de su aparición.

Desde la descripción de esta enfermedad en gestantes en 1959, se han registrado numerosos casos en la literatura, siendo mucho menos frecuentes los casos complicados con fracturas asociadas. Los huesos con osteoporosis pueden tener fracturas por fatiga que aunque son raras, conforman la complicación más grave (La Montagna et al, 2005), como ha sido la situación de la gestante estudiada.

El tratamiento se basa principalmente en la descarga de la articulación, la analgesia y la rehabilitación. Habitualmente, tiene una evolución favorable hacia la recuperación sin secuelas en un plazo variable (2 meses a 1 año). No obstante, se ha descrito algún caso que ha derivado hacia una osteonecrosis o fractura del cuello femoral (Fliedner et al, 2011).

Han sido descritas opciones terapéuticas con calcitonina intranasal, vitamina D, bifosfonatos y glucocorticoides que no han demostrado eficacia (Cano-Marquina et al, 2014).

Arayssi et al (2010), sin embargo, afirma que el dolor puede verse beneficiado de los antirresortivos como la calcitonina y que, por otro lado, los bifosfonatos previenen su aparición, ambos mejorando el pronóstico.

La cirugía descompresiva de la cabeza fermoral o la síntesis como tratamiento quirúrgico en la osteoporosis mejora inmediatamente el dolor y la movilidad, pero esto debe considerarse si los síntomas son intensos, prolongados e incapacitantes (Braun et al, 2002).

Mutluoglu (2012) en su estudio comprobó que el resultado después del tratamiento de la paciente con sesiones de oxigeno hiperbárico logró aliviar su dolor y se volvió asintomático.

A pesar de que aparentemente el resultado final de la síntesis no se ve afectado por el retraso en el tratamiento quirúrgico, es lógico pensar que el resultado será mejor cuanto mas precoz sea, no debiendo ser un obstáculo la situación gestacional de la paciente, existiendo opción de continuar el embarazo tras la síntesis o de realizar una cesárea electiva e inmediatamente síntesis en el mismo acto quirúrgico (O´Sullivan et al, 2006).

Cuando una mujer embarazada tiene un dolor característico en la región inguinal y el muslo de carácter mecánico y progresivamente invalidante, se debe pensar en este cuadro clínico y tratarlo para evitar que se produzca fractura. Durante el parto hay riesgo de fractura de fémur por la posición de flexión y abducción utilizada en el periodo expulsivo, pero el parto vaginal no esta contraindicado si se es cuidados en la colocación de la paciente (Aynaci et al, 2008).

En el caso de la paciente estudiada, al tratarse de una atención extrahospitalaria no ha sido posible realizar un seguimiento más allá acerca de cómo ha sido tratada, por lo que se deconoce su evolución y posibles secuelas en ella.

Los medicamentos huérfanos se definen como aquellos productos medicinales destinados al diagnóstico, prevención o tratamiento de enfermedades que ponen en riesgo la vida o considerada muy grave o que son raras. Bajo condiciones normales de mercado, la industria farmacéutica tiene poco interés en desarrollar y comercializar productos destinados a un pequeño número de pacientes (Prieto y Clols, 2016).

Los medicamentos huérfanos deberían ser incluidos explícitamente por la OMS en su esfera política a medida que los sistemas sanitarios se vayan enfrentando a preguntas difíciles sobre cómo abordar la necesidad y la demanda de tratamiento para los pacientes con enfermedades raras. El alto coste que supone, el desequilibrio entre la industria y los intereses de la salud pública, los problemas de acceso y la falta de una base de pruebas son características que pueden obstaculizar dicha actividad (Aronson, 2006).

Como afirma Ruiz (2009) la educación para la salud de la mujer en edad fértil realizada por enfermeras y matronas ejerce un papel fundamental en la prevención de enfermedades. Distintos autores como Salmerón et al (2004) y de Felipe et al (2010) coinciden en que informando a la mujer sobre los beneficios de llevar unos hábitos de vida saludables y, en general, realizando una buena educación para la salud, podemos prevenir y disminuir los riesgos de sufrir afectaciones en esta etapa de la vida.

Los factores que mejoran la adaptación de los pacientes al proceso son la calidad y naturaleza de los sistemas de apoyo proporcionados. En el caso de la paciente estudiada, la actuación enfermera destinada a brindarle información y la buena comunicación con ella, resultó fundamental para calmar la angustia que su situación le producía.

Se necesitan profesionales de enfermería interesados en realizar intervenciones que sirvan de evidencia empírica para engrosar nuestro cuerpo de conocimientos y demostrar con éste la autonomía en el cuidado, llevando a hacer visible la enfermería en la sociedad.

## 6.1 Limitaciones.

Las limitaciones que nos encontramos al realizar este estudio fue el reducido tiempo a la hora de estudiar al sujeto, ya que la atención a la paciente se realizó en el servicio de urgencias y no permitió hacer un seguimiento continuo apropiado.

## Capítulo 7. CONCLUSIONES.

LORENA FONTAO FERNÁNDEZ, JOSÉ LUIS FERNÁNDEZ LUNA

1. Las enfermedades raras se definen como enfermedades potencialmente mortales o debilitantes a largo plazo, de baja prevalencia y alto nivel de complejidad. Muchas de ellas son de carácter genético. El diagnóstico se realiza tarde, en ocasiones, y resulta complicado porque poseen un comienzo insidioso y manifestaciones clínicas demasiado inespecíficas.

2. La osteoporosis transitoria de cadera (OTC) es una enfermedad rara, idiopática, poco frecuente y cuya causa resulta desconocida, afectando principalmente a varones de mediana edad y mujeres durante el tercer trimestre de embarazo. Cursa con pérdida temporal de hueso en el fémur proximal y dolor severo de cadera con un inicio repentino, sin relación con enfermedades preexistentes y que tiene un curso benigno y autolimitado.

3. El diagnóstico de la enfermedad se establece mediante resonancia magnética y gammagrafía ósea, mostrando una progresiva desmineralización en el hueso afectado.

4. El tratamiento de la OTC se basa en utilizar medidas sintomáticas como son la toma de antiinflamatorios, la descarga con muletas, el reposo en cama, la tracción y fisioterapia, además del tratamiento específico de las posibles complicaciones. El uso de corticoides, calcitonina, bifosfonatos o iloprost no han demostrado eficacia.

5. La realización del proceso enfermero permitió identificar como diagnóstico principal el "Deterioro de la movilidad física r/c pérdida de integridad de las estructuras óseas y m/p limitación de la amplitud de movimientos", asociado a la complicación potencial principal "desplazamiento de la articulación de la cadera", proporcionando un plan de cuidados con las actividades de enfermería a seguir, con el objetivo de favorecer la mejora de la calidad asistencial y de vida de la paciente.

**Capítulo 8. BIBLIOGRAFÍA.**

LORENA FONTAO FERNÁNDEZ, JOSÉ LUIS FERNÁNDEZ LUNA.

Anai, T., Urata, K., Mori, A., Miyazaki, F., & Okamoto, S. (2013). Transient Osteoporosis of the Hip in Pregnancy Associated with Generalized Low Bone Mineral Density-A Case Report. *Gynecologic and obstetric investigation*, *76*(2), 133-138.

Arayssi, T. K., Tawbi, H. A., Usta, I. M., & Hourani, M. H. (2003, June). Calcitonin in the treatment of transient osteoporosis of the hip. In *Seminars in arthritis and rheumatism* (Vol. 32, No. 6, pp. 388-397). WB Saunders.

Aronson, J. K. (2006). Rare diseases and orphan drugs. British journal of clinical pharmacology, 61(3), 243-245.

Arribas, M. C. M., & Comité de Ética del Instituto de Investigación de Enfermedades Raras. (2006). Recomendaciones acerca de los aspectos éticos de los programas de cribado de población para enfermedades raras. Gaceta Sanitaria, 20, 27-32.

Arrieta, S., Castro, B., & De Santiago, J. (2011). Fractura subcapital de cadera secundaria a osteoporosis transitoria del embarazo. *PRÁCTICA*, 106.

Axt-Fliedner, R., Schneider, G., Seil, R., Friedrich, M., Mink, D., & Schmidt, W. (2011). Transient bilateral osteoporosis of the hip in pregnancy. *Gynecologic and obstetric investigation*, *51*(2), 138-140.

Aynaci, O., Kerimoglu, S., Ozturk, C., & Saracoglu, M. (2008). Bilateral non-traumatic acetabular and femoral neck fractures due to pregnancy-associated osteoporosis. *Archives of orthopaedic and trauma surgery*, *128*(3), 313-316.

B.O.C.G., Senado (23 de Febrero de 2007): Informe de la ponencia de estudio encargada de analizar la especial situación de los pacientes con enfermedades raras y, especialmente, las medidas sanitarias, educativas y sociales que contribuyan a un adecuado tratamiento de los enfermos y de sus condiciones de vida. Dirección de Estudios y Documentación de la Secretaría General del Senado, Madrid.

Barrera, D. R. M., González, M., & De Cicco, A. (2002). Osteoporosis transitoria de cadera relacionada con el embarazo. Revista Del Hospital Privado De Comunidad.

Berenguel, P., Luna, A. R., Ramírez, N. D. H., & Ruiz, F. P. (2006). Osteoporosis transitoria de cadera en una gestante. *emergencias*, *18*, 368-370.

Bircher, C., Afors, K., & Bircher, M. (2012). Transient osteoporosis of the hip in pregnancy resulting in bilateral fracture of the neck of the femur. *International Journal of Gynecology & Obstetrics*, *116*(2), 176-177.

Black, D. M. (2000). The role of clinical risk factors in the prediction of future fracture risk. *Journal of Clinical Densitometry*, *2*(4), 361-362.

Blázquez Rodríguez, M. C., Chozas García, B., Prada Marty, A. D., Sánchez Juan, A., de Pedro, E. L., & Pérez, L. D. (2001) Titulo: cuidados de enfermería en urgencias traumatológicas: tracciones e inmovilizaciones específicas.

Body, J. J., Bergmann, P., Boonen, S., Boutsen, Y., Devogelaer, J. P., Goemaere, S., & Reginster, J. Y. (2010). Evidence-based guidelines for the pharmacological treatment of postmenopausal osteoporosis: a consensus document by the Belgian Bone Club. *Osteoporosis international*, *21*(10), 1657-1680.

Bohrer, R. A., & Prince, J. T. (1999). the Orphan Drug Act. *Harvard Journal of Law & Technology*, *12*(2).

Bolland, M. J. (2008). Bilateral transient osteoporosis of the hip in a young man.*Journal of Clinical Densitometry*, *11*(2), 339-341.

Braun, M. Y., Schapira, D., Gutierrez, G., & Nahir, A. M. (2002). Severe transient osteoporosis of the hip during pregnancy. Successful treatment with intravenous biphosphonates. *Clinical and experimental rheumatology*, *21*(1), 107-110.

Bruscas Izu, C., & San Juan de la Parra, S. (2014). Osteoporosis transitoria de ambas caderas en el embarazo. *Reumatología Clínica*, *10*(1), 58-59.

Bulechek, G. M. (2009). *Clasificación de intervenciones de enfermería (NIC)*. Elsevier Health Sciences.

Calixto Roa, D. A., & Cataño Fernández, M. C. (2016). Dispositivos y procedimientos para el manejo prehospitalario del trauma de miembros inferiores (Doctoral dissertation).

Calixto Roa, D. A., & Cataño Fernández, M. C. (2016). *Dispositivos y procedimientos para el manejo prehospitalario del trauma de miembros inferiores* (Doctoral dissertation).

Cano-Marquina, A., Tarín, J. J., García-Pérez, M. Á., & Cano, A. (2014). Transient regional osteoporosis. *Maturitas*, *77*(4), 324-329.

Carlos, D. M. J., Adelaida, G. E., Mayra, V. C., & Madelyn, C. M. (2013). Osteoporosis, caídas y fractura de cadera. Tres eventos de repercusión en el anciano. *Revista Cubana de Reumatología*, *15*(1), 2013.

Carpenito, L. J. V. M. C. (2003). *Manual de diagnóstico de enfermería.*

Carrión, M., Amenábar, P. P., Rodríguez, P., Contreras, Ó., & Paulos, J. (2004). Síndrome de edema de la médula ósea de cadera. *Revista médica de Chile,132*(8), 947-954.

Contreras, F., Fouillioux, C., Bolívar, A., Jiménez, S., Rodríguez, S., García, M., Velasco, M. (2001). Osteoporosis: Factores de riesgo, prevención y tratamiento. *Archivos Venezolanos De Farmacología y Terapéutica, 20*(1), 27-37.

Cortés, A. M., & Castrejón, H. A. M. (2003). Síndrome compartimental en extremidades. Conceptos actuales. *Cir Gen*, *25*(4), 342-8.

Cosman, F., De Beur, S. J., LeBoff, M. S., Lewiecki, E. M., Tanner, B., Randall, S., & Lindsay, R. (2014). Clinician's guide to prevention and treatment of osteoporosis. *Osteoporosis international*, *25*(10), 2359-2381.

Crespo, E., Sala, D., Crespo, R., & Silvestre, A. (2001). Transient osteoporosis.*Acta orthopaedica belgica*, *67*(4), 330-337.

Cruz, J. G., Martínez, R. F., Martínez, J. G., Gutiérrez, E. S., Serrano, M. E., & dHyver de las Deses, C. (2009). Osteoporosis. Conceptos básicos para la práctica diaria. *Revista de Especialidades Médico-Quirúrgicas*, *14*(3), 128-140.

Cummings, S. R., & Melton, L. J. (2002). Epidemiology and outcomes of osteoporotic fractures. *The Lancet*, *359*(9319), 1761-1767.

Curiel, M. D., García, J. J., Carrasco, J. L., Honorato, J., Cano, R. P., Rapado, A., & Sanz, C. Á. (2001). Prevalencia de osteoporosis determinada por densitometría en la población femenina española. *Medicina clínica*, *116*(3), 86-88.

Daniel, R. S., Farrar, E. K., Norton, H. R., & Nussbaum, A. I. (2009). Bilateral transient osteoporosis of the talus in pregnancy. *Osteoporosis international,20*(11).

De Cuidados, G. (2006). Accesos venosos periféricos y centrales de inserción periférica.

de Felipe, R., Cáceres, C., Cimas, M., Dávila, G., Fernández, S., & Ruiz, T. (2010). Características clínicas de los pacientes con tratamiento para la osteoporosis en un centro de Atención Primaria:¿ a quién tratamos en nuestras consultas?. *Atención primaria*, *42*(11), 559-563.

de la Paz, M. P. (2008). Las enfermedades raras y su impacto en la gestión de los servicios de salud. Revista de administración sanitaria siglo XXI, 6(1), 157-178.

Denis, A., Mergaert, L., Fostier, C., Cleemput, I., & Simoens, S. (2010). A comparative study of European rare disease and orphan drug markets. *health Policy*, *97*(2), 173-179.

Diaz, E., & Huete, A. (2009). Estudio sobre Situación de Necesidades Sociosanitarias de las personas con Enfermedades Raras en Espña. *Estudio ENSERio.*

Diez, C. N. V. (2014). Osteoporosis: conocimiento de los profesionales de enfermería. *RevistaEnfermeríaCyL*, *6*(1), 60-72.

European Commission. Health and Consumer Pro- tection Directorate-General. Useful Information on Rare Diseases from an EU perspective. Luxem-bourg: European Commission; 2004

Federación Española de Enfermedades Raras (FEDER). [citado 15 enero 2017]. Disponible en: http://www.enfermedades-raras.org

Fernández-Cantón, G. (2009). Del edema de médula ósea a la osteonecrosis. Nuevos conceptos. *Reumatología Clínica*, *5*(5), 223-227.

Fernández, A. A., Layola, M., Martínez, M. I., Guilera, M., Llach, X. B., & Ramón, J. R. (2007). Impacto sociosanitario en pacientes con enfermedades raras (estudio ERES). Medicina clínica, 129(17), 646-651.

Fernández, A. A., Martínez, M. I., Gómez, S. L., Martín, J. A., & Ramón, J. R. (2006). Necesidades de formación en enfermedades raras para atención primaria. *Atención Primaria*, *38*(6), 345-348.

Fontana, D., UEMA, S., & Mazzieri, M.R. (2005). Medicamentos huérfanos: Una revisión necesaria para un problema sanitario no resuelto. *Acta Farm.Bonaerense, 24*(1), 123-129.

Gálvez González, A. M., Roldán, E., Llera, V. A., Fernández García, A., Marrero Araujo, M., & Peralta Rojas, J. A. (2016). Evaluación económica de tecnologías sanitarias en enfermedades raras y medicamentos huérfanos. Apreciaciones sobre la eficiencia y la equidad. *Infodir (Revista de Información para la Dirección en Salud)*, *12*(22), 3-8.

García Ribes, M., Ejarque, I., Arenas, E., & Martín, V. (2006). Nuevos retos: el médico de familia ante las" enfermedades raras"[Editorial]. Atención primaria,37(7), 69-70.

Garrido, C. B., Tarrio, E. B., Gutiérrez, J. V., Bueno, J. A., Revilla, A. S., & Rico, J. G. (1999). Transporte sanitario urgente. *Semergen*, *25*, 900-907.

Gemmel, F., Van der Veen, H. C., Van Schelven, W. D., COlIINS, J. M., VANNEuVIlIE, I., & RIJk, P. C. (2012). Multi-modality imaging of transient osteoporosis of the hip. *Acta Orthopaedica Belgica*, *78*(5), 619.

Giménez Fernández, M., & Carrasco Guirao, J. J. (2008). Procedimientos básicos y cuidados de enfermería. *Manual de prácticas. 1st ed. Marín D, editor.: DM.*

Glerean, M., & Plantalech, L. (2000). Osteoporosis en embarazo y lactancia.*Medicina*, *60*, 973-981.

Gordon, M. (1996). Patrones funcionales de salud.

Guerra, J. J., & Steinberg, M. E. (1995). Distinguishing transient osteoporosis from avascular necrosis of the hip. *J Bone Joint Surg Am*, *77*(4), 616-624.

Gutiérrez Medina, S., Medrano Izquierdo, P., & Díaz Curiel, M. (2013). Fracturas vertebrales como debut de síndrome de Cushing diagnosticado tras un embarazo. *Revista de Osteoporosis y Metabolismo Mineral*, *5*(2), 93-97.

Harvey, C. (2001). Compartment syndrome: when it is least expected. *Orthopaedic Nursing*, *20*(3), 15-25.

Hernández-Avila, M., Garrido-Latorre, F., & López-Moreno, S. (2000). Diseño de estudios epidemiológicos. salud pública de méxico, 42(2), 144-154.

Hernlund, E., Svedbom, A., Ivergård, M., Compston, J., Cooper, C., Stenmark, J., ... & Kanis, J. A. (2013). Osteoporosis in the European Union: medical management, epidemiology and economic burden. *Archives of osteoporosis*,*8*(1-2), 136.

Hodgson, S. F., Watts, N. B., Bilezikian, J. P., Clarke, B. L., Gray, T. K., Harris, D. W., & McClung, M. R. (2003). American Association of Clinical Endocrinologists medical guidelines for clinical practice for the prevention and treatment of postmenopausal osteoporosis. *Endocrine Practice*, *9*(6), 544-564.

Hotez, P. J., Molyneux, D. H., Fenwick, A., Kumaresan, J., Sachs, S. E., Sachs, J. D., & Savioli, L. (2007). Control of neglected tropical diseases. New England Journal of Medicine, 357(10), 1018-1027.

Iacoponi, S., Cuerva G, M., Magdaleno D, F., & González G, A. (2011). Osteoporosis transitoria del embarazo: Caso clínico. Revista Chilena De Obstetricia y Ginecología, 76(2), 118-121.

Isla Valdés, A., Requena Llibre, J., Zayas León, M. D., Pérez Espinosa, R., & Sixto Bustelo, G. G. (2005). Osteoporosis regional transitoria: Presentación de un caso. Revista Cubana De Obstetricia y Ginecología, 31(3).

Isla Valdés, A., Requena Llibre, J., Zayas León, M. D., Pérez Espinosa, R., & Sixto Bustelo, G. G. (2005). Transient regional osteoporosis: A case report.Revista Cubana de Obstetricia y Ginecología, 31(3).

Johnell, O., & Kanis, J. A. (2006). An estimate of the worldwide prevalence and disability associated with osteoporotic fractures. *Osteoporosis international*,*17*(12), 1726-1733.

Karantanas, A. H. (2007). Acute bone marrow edema of the hip: role of MR imaging. *European radiology*, *17*(9), 2225-2236.

Knight, A. W., & Senior, T. P. (2006). The common problem of rare disease in general practice. *Medical Journal of Australia*, *185*(2), 82.

Korompilias, A. V., Karantanas, A. H., Lykissas, M. G., & Beris, A. E. (2009). Bone marrow edema syndrome. *Skeletal radiology*, *38*(5), 425-436.

La Montagna, G., Malesci, D., Tirri, R., & Valentini, G. (2005). Successful neridronate therapy in transient osteoporosis of the hip. *Clinical rheumatology*,*24*(1), 67-69.

Lobo Núñez, E. (2014). Termorregulación en el adulto. Actuación ante la hipotermia y el golpe de calor.

López Castañón, L., Castillón Fantova, J. R., López Llerena, A., Cordero de las Heras, B., Lumbreras García, G., & Calvo, S. (2012). Taller de educación para la salud sobre prevención de osteoporosis en mujeres. Efectividad de una intervención enfermera en atención primaria. *Nutrición Clínica y Dietética Hospitalaria*, *32*(2), 75-85.

Lopez Florez, V., & Arboleda Martinez, M. L. (2015). *Manejo de shock hipovolémico por fractura de pelvis a nivel prehospitalario* (Doctoral dissertation).

Malizos, K. N., Zibis, A. H., Dailiana, Z., Hantes, M., Karahalios, T., & Karantanas, A. H. (2004). MR imaging findings in transient osteoporosis of the hip. *European journal of radiology*, *50*(3), 238-244.

Martínez, V. G., Baptista, F. A., Moral, G. J., & Manzano, M. C. (2008). Recomendaciones de buena práctica clínica: atención inicial al paciente politraumatizado. *SEMERGEN-Medicina de Familia*, *34*(7), 354-363.

Miguéns-Vázquez, X., & Gómez, S. P. (2007). Osteoporosis transitoria, diagnóstico a considerar en la patología dolorosa de la cadera. *Rehabilitación,41*(2), 92-94

Mirza, R., Ishaq, S., & Amjad, H. (2012). Transient osteoporosis of the hip.*JPMA. The Journal of the Pakistan Medical Association*, *62*(2), 196-198.

Monte-Secades, R., Peña-Zemsch, M., Rabuñal-Rey, R., Bal-Alvaredo, M., Pazos-Ferro, A., & Mateos-Colino, A. (2011). Factores de riesgo para la presentación de complicaciones medicas en enfermos con fractura de cadera. *Revista de Calidad Asistencial*, *26*(2), 76-82.

Moorhead, S., & Johnson, M. (2009). *Clasificación de resultados de enfermería (NOC)*. Elsevier Health Sciences.

Mutluoglu, M., Sonmez, G., Sivrioglu, A. K., & Ay, H. (2012). There may be a role for hyperbaric oxygen therapy in Transient Osteoporosis of the Hip. *Acta orthopaedica Belgica*, *78*(5), 685.

Nanda, I. (2013). Diagnósticos enfermeros. Definiciones y clasificación. 2012-2014. 9 o ed.

Niimi, R., Sudo, A., Hasegawa, M., Fukuda, A., & Uchida, A. (2006). Changes in bone mineral density in transient osteoporosis of the hip. *Bone & Joint Journal*, *88*(11), 1438-1440.

O'sullivan, S. M., Grey, A. B., Singh, R., & Reid, I. R. (2006). Bisphosphonates in pregnancy and lactation-associated osteoporosis. *Osteoporosis international,17*(7), 1008-1012.

Ochoa, C.A.G. (2011). La silente osteoporosis: promover para prevenir.*Revista Cubana de Tecnología de la Salud*, *2*(1).

Olivar Bonilla, A. (2002). Cambios biológicos, psicológicos y sociales durante el embarazo. *Rev Fed Odontol Colomb,*, 37-51.

Pérez, P. V., Gutiérrez, I. C., Quero, M. D. M., Ruiz, O. V., & Burguillo, A. G. (2010). Osteoporosis transitoria de cadera y gestación. *Progresos de Obstetricia y Ginecología*, *53*(4), 148-151.

Pesut, D. J., & Herman, J. (1999). Clinical reasoning. *The art and science of critical and creative thinking. New York: Delmar.*

Posada, M., Martín-Arribas, C., Ramírez, A., Villaverde, A., & Abaitua, I. (2008). Enfermedades raras: Concepto, epidemiología y situación actual en España. InAnales del sistema sanitario de Navarra (Vol. 31, pp. 9-20). Gobierno de N Prieto, E. B., & Clols, F. B. (2016). Las enfermedades raras y los medicamentos huérfanos, su reconocimiento y protagonismo a lo largo del siglo XX. *Debater a Europa*, (14), 189-221.

Ramberde, J. (2010). Osteoporosis transitoria migratoria. *Revista Española de Cirugía Ortopédica y Traumatología*, *54*(3), 179-182.

Rivera-Flores, J. (2012). Evaluación primaria del paciente traumatizado. *Revista Mexicana de Anestesiología*, *35*(2), 136-139.

Rodríguez, D. S. A. Q., & García, D. R. N. Tipos de fracturas más frecuentes en edad avanzada.

Rodríguez, L. M. N. (2015). Factores de riesgo biológicos en ancianos con fractura de cadera. *Revista Archivo Médico de Camagüey*, *7*(2).

Rozenbaum, M., Boulman, N., Rimar, D., Kaly, L., Rosner, I., & Slobodin, G. (2011). Uncommon transient osteoporosis of pregnancy at multiple sites associated with cytomegalovirus infection: is there a link?. *The Israel Medical Association journal: IMAJ*, *13*(11), 709.

Ruiz, G. MA, Martínez, B. MR, González, C. P. (2009). Enfermería del niño y la mujer. Madrid: Ediciones DAE (grupo paradigma).

Salmerón, M. Z., Vilalta, M. F., Saura, P. S., Pastor, C. G., & Vilar, C. A. (2004). Abordaje de la osteoporosis en un centro de atención primaria. *Atención primaria*, *33*(4), 183-187.

Sarli, M., Hakim, C., Rey, P., & Zanchetta, J. (2005). Osteoporosis del Embarazo y la Lactancia. *Medicina (Buenos Aires)*, *65*(6), 459-494.

Schurman, L., Bagur, A., Claus-Hermberg, H., Messina, O. D., Negri, A. L., Sánchez, A.,& Chiarpenello, J. (2013). Guías 2012 para el diagnóstico, la prevención y el tratamiento de la osteoporosis. Medicina (Buenos Aires), 73(1), 55-74.

Singh, N., Singh, W., & Wangjam, K. (2010). Transient osteoporosis of the hip during pregnancy, 67, 459-63.

Stolk, P., Willemen, M. J., & Leufkens, H. G. (2006). Rare essentials: drugs for rare diseases as essential medicines. *Bulletin of the World Health Organization,84*(9), 745-751avarra. Departamento de Salud.

Trevisan, C., & Ortolani, S. (2002). Bone loss and recovery in regional migratory osteoporosis. *Osteoporosis International, 13*(11), 901-906.

Valencia, J. M., Carsi, M. B., & Ferrer, A. B. (2013). Osteoporosis transitoria migratoria de cadera. A propósito de un caso. *Revista Española de Cirugía Osteoarticular, 48*(256).

Varenna, M., Sinigaglia, L., Binelli, L., Beltrametti, P., & Gallazzi, M. (1996). Transient osteoporosis of the hip: a densitometric study. *Clinical rheumatology,15*(2), 169-173.

Vergara-Ferrer, A., Cornet-Flores, B., & González, L. S. (2011). Osteoporosis transitoria del embarazo complicada con fractura subcapital de cadera: caso clínico y revisión de la literatura. *Revista Española de Cirugía Ortopédica y Traumatología, 55*(3), 215-219.

Vilaseca, D. R., Edo, L. P., Ruiz, A. A., Vadillo, A. G., Gay, N. G., Peris, P., & Gil, J. G. (2011). Actualización 2011 del consenso Sociedad Española de Reumatología de osteoporosis. *Reumatología Clínica, 7*(6), 357-379.

Wästfelt, M., Fadeel, B., & HENTER, J. I. (2006). A journey of hope: lessons learned from studies on rare diseases and orphan drugs. *Journal of internal medicine, 260*(1), 1-10.

Willis-Owen, C. A., Daurka, J. S., Chen, A., & Lewis, A. (2008). Bilateral femoral neck fractures due to transient osteoporosis of pregnancy: a case report. *Cases journal, 1*(1), 120.

Wood, M. L., Larson, C. M., & Dahners, L. E. (2003). Late presentation of a displaced subcapital fracture of the hip in transient osteoporosis of pregnancy.*Journal of orthopaedic trauma, 17*(8), 582-584.

Zurriaga Lloréns, Ó., Martínez García, C., Arizo Luque, V., Sánchez Pérez, M. J., Ramos Aceitero, J. M., García Blasco, M. J., & Posada de la Paz, M. (2006). Los registros de enfermedades en la investigación epidemiológica de las enfermedades raras en España. Revista española de salud pública, 80(3), 249-257.

Zurriaga, O., Botella, P. (2008). Distribución de las Enfermedades Raras en España. Jano: Medicina y humanidades, (1679), 25.

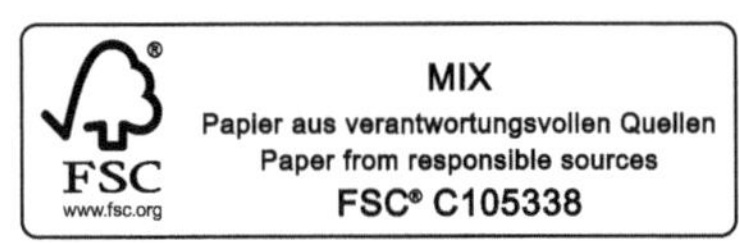


Printed by Books on Demand GmbH, Norderstedt / Germany